お口,弱っていませんか？

噛みにくい・食べにくいは歯科医院で相談できます

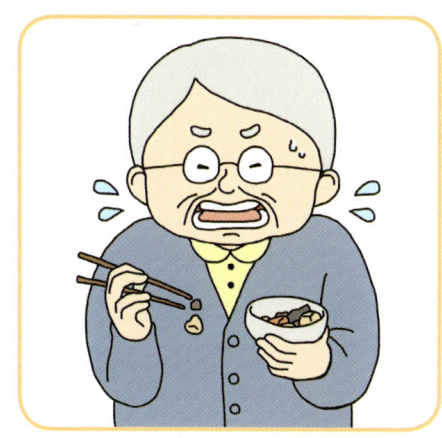
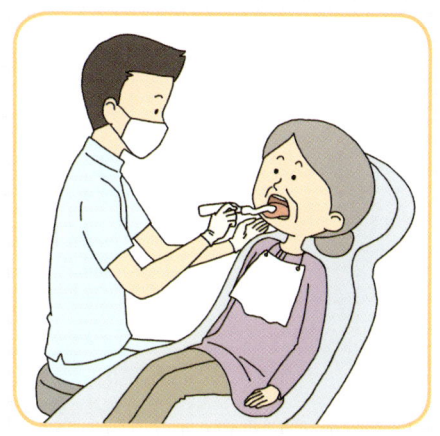

患者さんのための
オーラルフレイルと**口腔機能低下症**の本

菊谷 武 著

医歯薬出版株式会社

この本を手に取った皆さんへ

この本を手に取った皆さんは，おそらく，歯科医院に来院中だと思います．

皆さんが歯科医院に来た理由は何でしょうか？　歯が痛いから治療してほしい？　詰め物が取れてしまったから，新らしくしてほしい？　顎が痛い？　親知らずを抜いてほしい？……歯科医院に来る理由はさまざまですね．もしかすると，この本を手に取ったあなたは単なる付き添いで，いま治療している患者さんを待合室で待っているだけかもしれません．

歯科医院では歯を削ったり，削ったところを埋めたりします．歯の抜けてしまったところに差し歯を入れたり，たとえ顎に歯が残っていなくても入れ歯も作ってもらうことで，「噛む」という能力を取り戻すことができるのです．

8020運動，というものがあります．「80歳までに20本の歯を残そう」という目的の運動です．ヒトには通常，上下の顎に14本ずつ（親知らずは含みません）歯があり，合計28本の歯が揃っているのが理想です．ただし，多少歯が欠けていても食事をとることができますし，先ほどご紹介したように，入れ歯を入れることだってできます．

この8020運動，かなり達成されているようで，80歳で20本の歯が残っている方は年々増加して2人に1人が達成しています．皆さん，歯をしっかり残すことができているのですね．

ところで，歯が残っていることだけが，健全な食生活やそこから始まる日常生活を送れる条件なのでしょうか？

じつは，歯が残っていることだけが健全な食生活を営む条件ではありません．
「口腔機能の低下」「フレイル」「オーラルフレイル」．こうした言葉を聞いたことはないでしょうか？　こうしたことをひと言でいうと「お口が弱る」ということです．

本書はお口が弱ることによる全身への影響や，歯科医院でできることへの対応を紹介した本です．
もし気になることがあったら，歯科医院の先生にご相談をしてみてください．
お口からはじまる，健やかな生活が待っています．

日本歯科大学口腔リハビリテーション多摩クリニック　菊谷　武

This book is originally published in Japanese under the title of：

Okuchi Yowatteimasenka? Kaminikui Nomikominikui Wa Shikaiin De Sodan Dekimasu. Kanjasan Notameno Orarufureiru To Kokukinou Teikasho No Hon
(Book of Oral Frailty and Deterioration of Oral Function, for Patients)

Kikutani, Takeshi
  Professor, Nippon Dental University School of Life Dentistry of Tokyo
  Director of the Nippon Dental University, Tama Oral Rehabilitation Clinic

© 2018 1st ed.
ISHIYAKU PUBLISHERS, INC.
  7-10, Honkomagome 1 chome, Bunkyo-ku,
  Tokyo 113-8612, Japan

目次

1章 お口，弱っていませんか？ …… 6
1. 食べものを飲み込むまでの流れ 「口腔機能」の具体的な場所 …… 8
2. 歯磨きやうがいがうまくできない …… 9
3. お口がいつも乾いている，唾液が出ない …… 10
4. 噛みくだく力が落ちている …… 11
5. 食べものが口からこぼれる，口のなかに食べものが残る …… 12
6. 舌でうまく送りこめない …… 13
7. うまく噛めない …… 14
8. うまく飲み込めない，ムセたり時間がかかる …… 15

お口の症状と口腔機能の関係 …… 16

2章 口の機能が弱るって……？ その仕組みと対応例 …… 18
1. 口腔不潔 …… 20
2. 口腔乾燥 …… 22
3. 咬合力低下 …… 24
4. 舌口唇運動機能低下 …… 26
5. 低舌圧 …… 28
6. 咀嚼機能低下 …… 30
7. 嚥下機能低下 …… 32

さあ!!歯科医院で検査してもらいましょう!! …… 34

3章 口が弱ると身体も弱る〜「オーラルフレイル」と「フレイル」 …… 36
1. フレイルってどんなこと？ …… 38
2. フレイルとオーラルフレイル 全身とお口の関係 …… 40
3. オーラルフレイルと口腔機能低下症の関係 …… 42

オーラルフレイルと口腔機能の低下を予防することで，フレイル，口腔機能低下症を防げます …… 43

4章 お口が弱る原因とは …… 44
1. 加齢 …… 45
2. 病気の影響 …… 46
3. 放置された口 …… 47
4. 薬の影響 …… 48
5. 認知症 …… 49

参考文献・図表出典 …… 50

デザイン・イラスト／株式会社アライブ

この本の読み方

　本書は,「口腔機能低下症」「フレイル」「オーラルフレイル」という,お口を中心として全身におよぶ症状・状態について紹介し,歯科医院で相談できる事項をまとめてあります.

　まずは,6ページからの1章をお読みいただくことをおすすめします.ここには,お口の機能低下について簡単にチェックできるリストがあります.もし気になることがあるようだったら,そのまま2章の該当ページをお読みください.

　1章で機能が低下していると紹介された点については,2章で対応法などが紹介されています.「口腔機能低下症」となった場合,歯科医院で対応ができます.1章,2章を読んでいて気になる点がありましたら,歯科医院の先生にぜひともご相談してみてください.

　3章は口腔機能の低下につながる「フレイル」「オーラルフレイル」の概念を紹介しています.どちらもお口と全身のつながりに関わるものです.口腔機能低下症となっていなくとも,この段階で適切なケアをうけることは,健やかな生活を送ることにもつながります.

　4章は,口腔機能低下症,フレイル,オーラルフレイルを引き起こす可能性のあるいくつかのお口の状態を紹介しています.本章を読むことで,色々ときづくことがあるかもしれません.

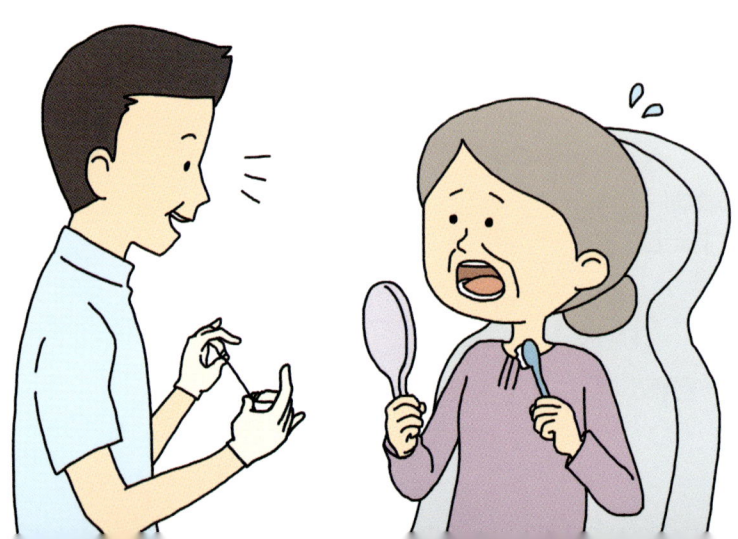

1章 お口，弱っていませんか？

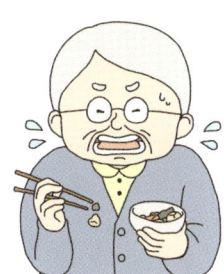
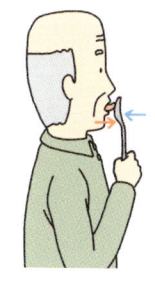
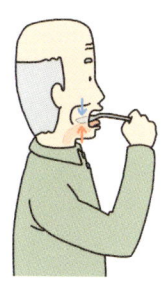
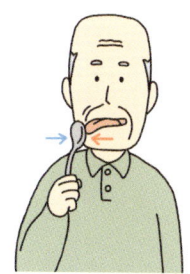

口腔不潔？

咬合力低下？

舌口唇運動機能低下？

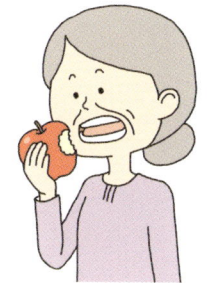

口腔乾燥？

低舌圧？

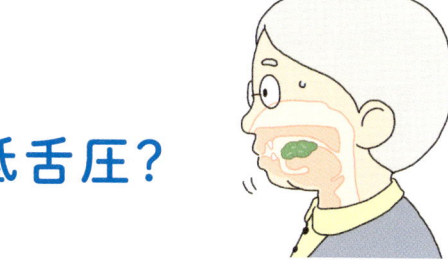

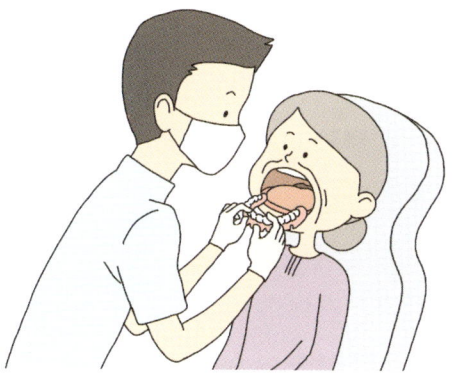

嚥下機能低下？

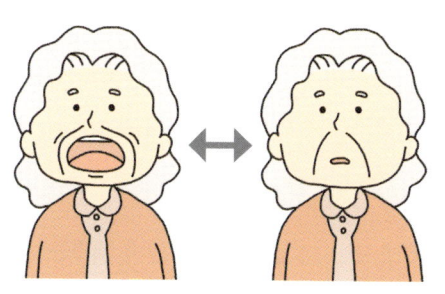

咀嚼機能低下？

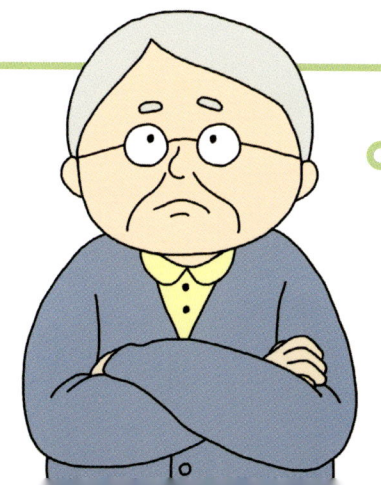

1章 お口,弱っていませんか?

　まず,右のページの表をご覧ください.これは,おもに口の環境や機能(口腔機能)に関したチェックリストです.最近,こうしたことを感じたり,あるいはすでに気になっていた,ということはありませんか? まだまだ些細なものかもしれませんし,あるいは,すでに症状が大きくなり,お食事や日常生活に支障をきたしているという段階かもしれません.

　まずは,ご自身の食事の場面などを振り返り,考えてみてください.もし,気になる項目があったら,解説のページをめくってみてください.あるいは,全部の項目を順に読んでみてみると,ご自身にこうした症状があったと気づかれるかもしれません.

　これからご解説するのは口の機能,つまり「口腔機能」の低下についてです.こうした口腔機能の低下が,場合によっては全身の健康状態にも影響をしてきます.しかし,口腔機能の低下は歯科医院で改善することができます.本書はそうした課題への「気づき」と「対応」に一歩踏み出すための一冊です.

最近お口でこんなこと気になりませんか?

	症状	解説ページ
1	歯磨きやうがいがうまくできない	9
2	お口がいつも乾いている,唾液が出ない	10
3	噛みくだく力が落ちている	11
4	食べものが口からこぼれる,口のなかに食べものが残る	12
5	舌でうまく送り込めない	13
6	うまく噛めない	14
7	うまく飲み込めない,ムセたり時間がかかる	15

1-1 食べものを飲み込むまでの流れ
「口腔機能」の具体的な場所

　「口腔機能」．ちょっと難しい言葉ですね．この「口腔機能」を理解するために，まずはヒトがものを食べるとき，どのような手順を踏んでいるのか，確認してみましょう．

1. 食べものを認知する［先行期（せんこうき）］
2. 食べものを口の中に入れ，噛んで唾液と混ぜる［準備期（じゅんびき）］
3. ひとまとめにして，のどに送り込む［口腔期（こうくうき）］
4. のどに送り込んだ食べ物を食道に向けて飲み込む［咽頭期（いんとうき）］
5. 食道から胃に送り込む［食道期（しょくどうき）］

　このうち，準備期と口腔期では特に口の役割が重要で，食べものを安全に，そしておいしく食べるために重要な働きをしています．これらの機能を「口腔機能」と呼びます．

　では，この「口腔機能」が弱るということは，どういうことでしょうか？

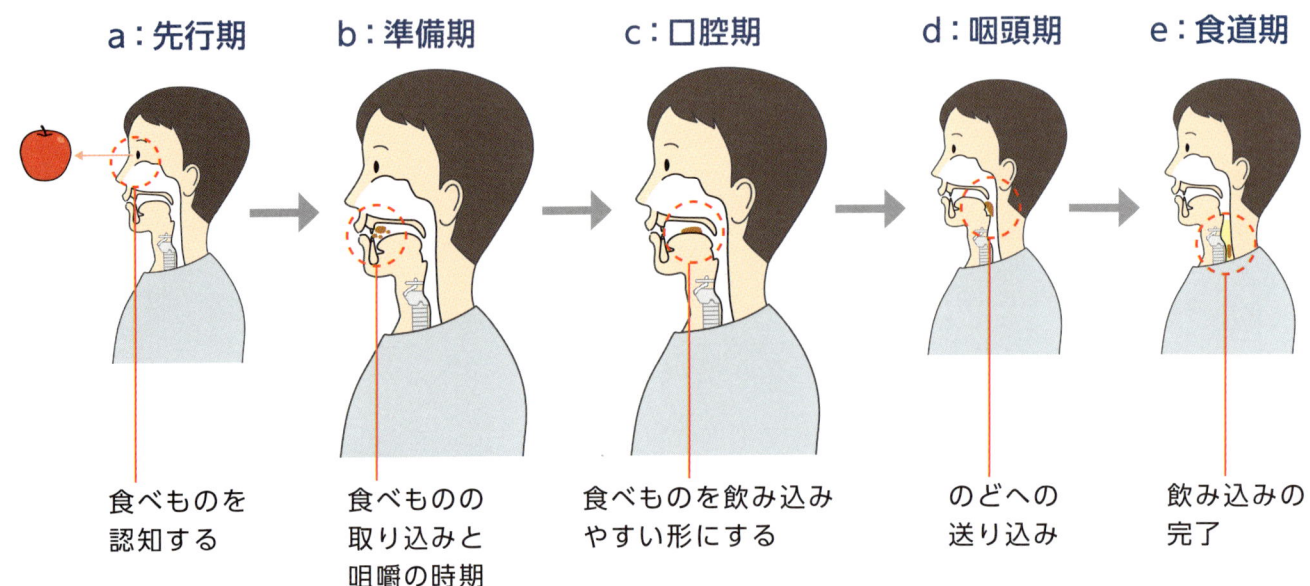

a：先行期 — 食べものを認知する
b：準備期 — 食べものの取り込みと咀嚼の時期
c：口腔期 — 食べものを飲み込みやすい形にする
d：咽頭期 — のどへの送り込み
e：食道期 — 飲み込みの完了

（才藤栄一，植田耕一郎監修．摂食嚥下リハビリテーション　第3版．医歯薬出版，2016．71頁．より）

1-2 歯磨きやうがいがうまくできない

　さて，「お口が弱っている」「お口の機能が落ちている」というと，固いものが食べられなくなったり，食べる量が減っていたりするということを想像されるかもしれません．もちろん，そうしたことも大切なことです．しかし，食べものを口にするまえに，口が弱っていると気づくポイントがあります．

　たとえば，口が「汚れている」かどうか．

　食事をした後には歯磨きやうがいをして，歯や口をキレイにします．こうした，「口のなかをキレイにする」という動作はほとんど意識することなく毎日行っているかもしれません．しかし，歯磨きを一所懸命やっているのに，お口が汚れることがあります．本来，お口には自らキレイになる力が備わっています．唾液による洗浄能力や，口を動かすことによって自然とキレイになる作用です．しかし，唾液が出にくくなったり，口の動きが悪くなると，途端に口が汚れだします．こうしたことも，口の機能が落ちているといえるのです．

> **チェック**
> - 歯磨きがキチンとできていますか？
> - 歯を磨いたあと，食べかすがお口のなかに残っていませんか？
> - うがいと一緒に食べもののかすが出てきませんか？

気になったら**16ページ**に →

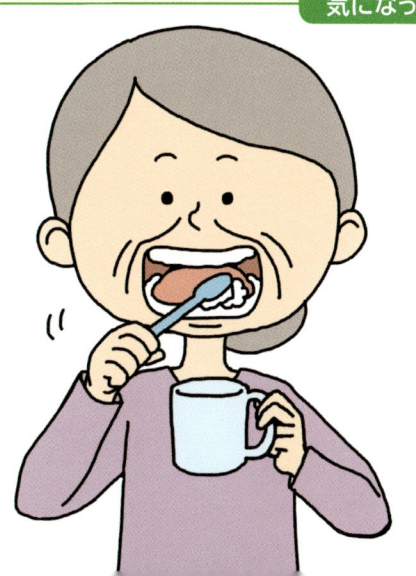

1-3 お口がいつも乾いている，唾液が出ない

　口のなかを清潔に保つのは，歯磨きやうがいだけではありません．実は，唾液（だえき）にも重要な機能があります．酸っぱいもの（酸性のもの）を食べたときに歯が溶けないよう，唾液がその酸を中和します．また，噛んだ食べものと唾液が口のなかで混ざることで，その食べものは飲み込みやすい形態にまとまり，のどを通りやすくなります．しかも，唾液には殺菌作用がありますので，食事をしていないときでも，口のなかで悪い菌を退治してくれています．

　唾液には，このようにして大切な役割を持っています．しかし，歳を取ったり，あるいは病気や薬の影響によって唾液がうまく出なくなったりします．こうした状態も，口腔機能が落ちているといえる状態です．

チェック
- 口がいつも乾いていませんか？
- 口臭を指摘されたりしませんか？
- ぱさぱさしたものが飲み込みにくいと感じませんか？
- 入れ歯で口のなかが傷つきやすかったりしませんか？

気になったら**16ページ**に➡

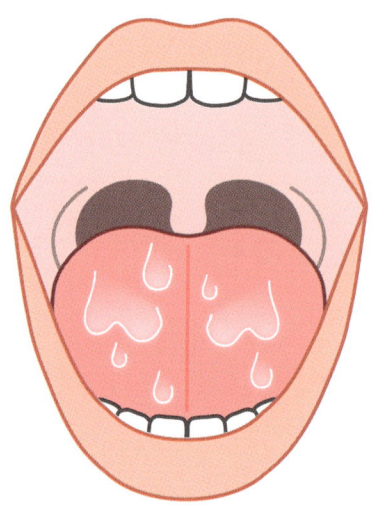

1-4 噛みくだく力が落ちている

　食べものを口にしようとしたとき，まずはその食べものを一口大に噛みきります．そうでないと，大きな食べものをそのまま口にいれることはできませんよね．

　また，口のなかに食べものを入れたとき，飲み込みやすくできるよう，よく噛みます．こうした「噛みくだく力」は，上下の歯が噛み合うことと，口の周りのあごの筋肉が動くことでなりたっています．つまり歯がなかったり，入れ歯がきちんと合っていないと，食べものをうまく噛むことができなくなります．また，"ぐっ"という強い力で噛めない，こうしたことが「噛みくだく力」が落ちている，といえるのです．

チェック
- 固い食べもの噛み切れていますか？
- 歯が抜けたままになって噛みにくい場所はありませんか？
- 入れ歯はきちんと合っていますか？
- 強い力で噛めますか？

気になったら**16ページ**に➡

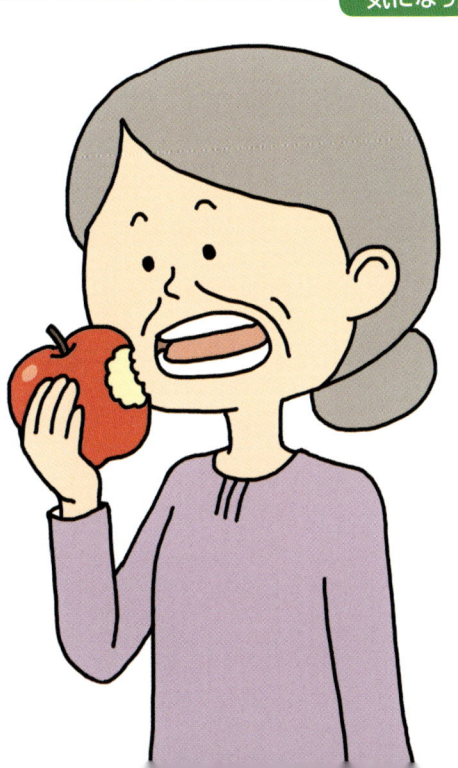

1-5 食べものが口からこぼれる，口のなかに食べものが残る

　食べものを口にして噛んでいるとき，その食べものが口からこぼれないよう，唇（口唇）がしっかりと閉じます．口の周りの筋肉を使って，唇を閉じているのです．

　また，普段はあまり意識をしないのですが，口のなかで食べものを噛んでいると，食べもののかたまりを右の奥歯で噛んだり，左の奥歯で噛んだり……と，口のなかで左右に動かしています．また，食べものが歯とほっぺた（頬）の間に落ちないよう，ほっぺたを歯に寄せたりします．

　このように，食べものを口のなかで動かすには，唇と舌，頬の筋肉が絶妙に連携することが必要です．食べものが口からこぼれたり，口のなかに食べものが残ったり口のなかで動かせない……というのは口の周りの筋肉が弱っていたり，たくみに動かせなくなっている，といえます．

チェック
- 口から食べものがこぼれたり，口のなかでうまく動かせなかったりしませんか？
- ぱらぱらしたものが噛みにくくなったりしていませんか？
- 食べもののかすが口に残ったりしていませんか？

気になったら**16ページ**に ➡

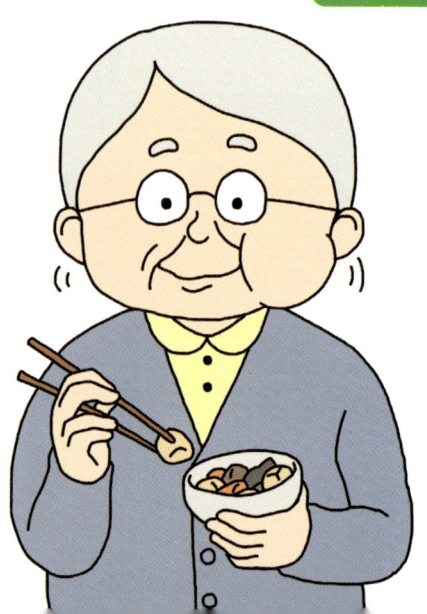

1-6 舌でうまく送り込めない

　よく噛んで，これからさあ飲み込もう……とするとき，ヒトの口からのどにかけて，ちょっと複雑な動きをします．

　まず，食べものをよく噛んで，唾液と混ぜて，飲み込みやすいかたまりにします（これを，食塊といいます）．そしてそれをいざ飲み込もうとするとき，舌の中央にとりまとめてひとかたまりとし，のどに送り込みます．

　ただ，その舌の力が弱くなっていると，食べものをうまく口のなかでまとめることができずに，のどに送り込むことも難しくなります．飲み込むまでに時間がかかったり，飲み込んだ後にも口のなかに食べものが残ることがあります．

> **チェック**
> - 食事中，いつまでも同じものを噛んでいたりしませんか？
> - なかなか飲み込めず，食事に時間がかかったりしていませんか？
>
> 気になったら**16ページ**に ➡

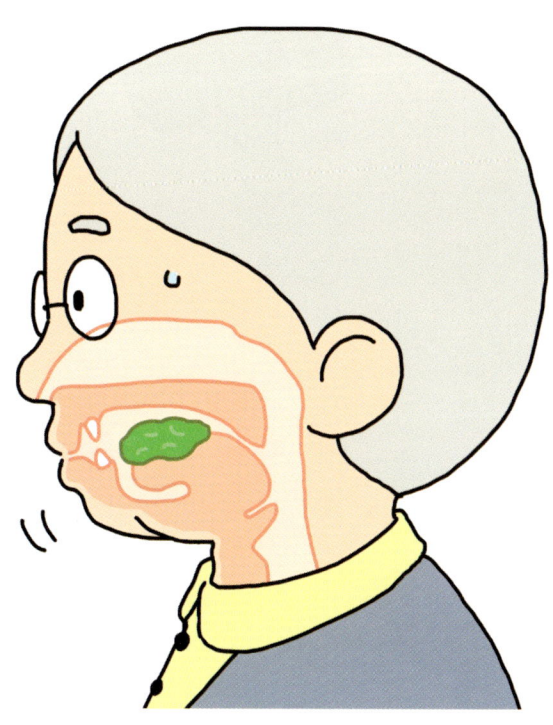

1-7 うまく噛めない

　日ごろ，食べものを噛んでいて「噛み疲れて」しまうことはあったりしないでしょうか？　また，固いものや，よく噛まないと飲み込めないものを意識的に避けたりしていないでしょうか？　気がつくと，あまり噛まなくてもいい，軟らかいものばかりが食卓に上がっていたり……こうした，「噛み続ける力」が落ちているのも，口が弱っていることになります．

チェック
- 固い食べものを避けていたり，軟らかいものばかりを食べたりしていませんか？
- 食事中に疲れてしまいませんか？

気になったら16ページに ➡

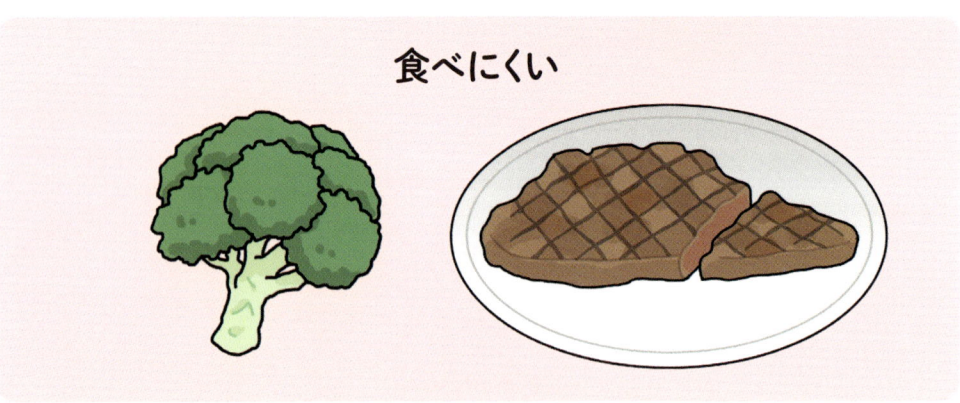

食べにくい

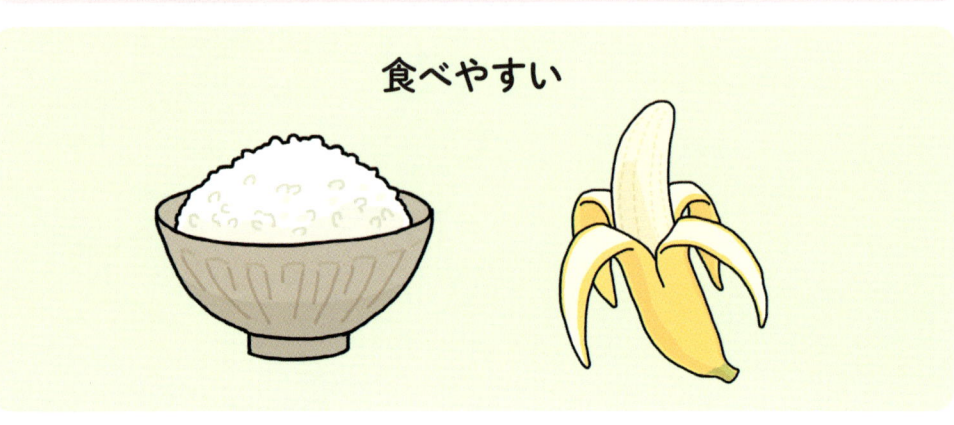

食べやすい

1-8 うまく飲み込めない，ムセたり時間がかかる

　食べものを飲み込むとき，のどの周りは複雑な動きをします．舌でのどの奥に押し込まれた食べものが間違って気管に入らないように，あるいは一度に大量に食べものを入れすぎて，気管の入り口を塞がないように調整します．形のある（個形物）の食べものと，形のない（液体）の飲みものがのどを通り過ぎるスピードもちがうので，そうした点も身体が自動的に判断して動きを変えます．

　しかし，色々な原因によって，そうした調整がうまくいかないことがあります．そうすると，食べものが気管に入り（誤嚥），"ムセる"という症状が出ます．また，飲み込むのに力が必要になったりします．

チェック
- お茶や汁物でムセたりしませんか？
- 飲み込むのに力が必要になったりしませんか？
- 薬が飲み込みにくくなったりしませんか？

気になったら16ページに ➡

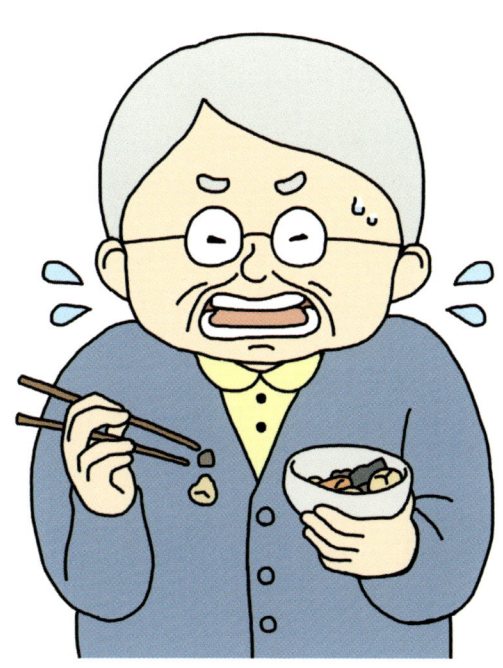

お口の症状と口腔機能の関係

ここまで，7つのお口の症状をご紹介しました．

解説ページ	症状
9	歯磨きやうがいがうまくできない
10	お口がいつも乾いている，唾液が出ない
11	噛みくだく力が落ちている
12	食べものが口からこぼれる，口のなかに食べものが残る
13	舌でうまく送り込めない
14	うまく噛めない
15	うまく飲み込めない，ムセたり時間がかかる

　上の表で示した症状が出たということは，関連する「口腔機能」が低下しているということになります．

　こうした，「口腔機能」の低下というのは，放っておけば改善する，というものではありません．運動をしないと身体が衰えて日常的な動作が難しくなったりするのとおなじように，口も毎日の食事と歯磨きなどのご自身によるケア（セルフケア）によって維持されていきます．また，適切な指導を受けることにより，より上手になっていきます．

しかし，ある程度までその機能が下がってしまうと，日常的な生活でのセルフケアだけの改善が難しくなってきます．そうしたとき，歯科医院で「口腔機能」の改善に取り組めます．

症状	歯科医院での評価方法	評価基準
口腔不潔	舌の汚れを見る	Tongue Coating Index（TCI）が50％以上
口腔乾燥	口腔粘膜の湿度をみる	口腔粘膜湿潤度が27.0未満
	唾液量をみる	サクソンテスト2分間で2g以下
咬合力低下	咬合圧をみる	咬合力が500N未満
	残っている歯をみる	20本未満
舌口唇運動機能低下	滑舌をみる	/pa/, /ta/, /ka/の発声いずれかが6回/1秒未満
低舌圧	舌の強さをみる	舌圧が30kPa未満
咀嚼機能低下	グミを嚙む力をみる	グルコース濃度100 mg/dL未満 咀嚼能率スコア法2未満
嚥下機能低下	飲み込みに関する質問に答える	EAT-10が3点以下 聖隷式嚥下質問紙でAが1つ以上

（日本歯科医学会．口腔機能低下症に関する基本的な考え方　平成30年3月．より）

　上の表には「評価基準」とありますが，科学的根拠をもって，「お口の機能が落ちた」と判断することが可能で，そして，それらを改善するという方法があるということです．

　もし，ご自身で気になる項目があったり，自覚症状があるという場合，歯科医院の先生に聞いてみてください．簡単な検査で口の衰えがわかり，そして日常的な訓練により，口の機能を回復することができるのです．

　次の章では，お口のなかのどのような機能が落ちていて，どのように訓練をするのか，具体的にみていきましょう．

2章 口の機能が弱るって……？その仕組みと対応例

　前の章では，「口腔機能」の低下について症状を提示しました．この章では，もう少し具体的に「お口が弱る」とはどういうことか，口のなかのどういう機能が落ちていて，そしてどうすれば機能が回復するのか，みていきます．

症状	落ちている機能	評価方法	解説ページ
口腔不潔	口を清潔にする力	舌の汚れをみる	20
口腔乾燥	唾液を出す力	口腔粘膜の湿潤度をみる，唾液量をみる	22
咬合力低下	噛みくだく力	咬合圧をみる，残っている歯の数をみる	24
舌口唇運動機能低下	舌や唇の動き	滑舌をみる	26
低舌圧	舌の筋力	舌の強さをみる	28
咀嚼機能低下	噛む力	噛む力をみる	30
嚥下機能低下	飲み込む力	飲み込みに関する質問に答える	32

　本章では，弱った口に対してのトレーニング方法もご紹介していきますが，ご紹介するのはあくまでも一部です．実際にトレーニングを行う場合，歯科医師の先生とご相談して，メニューを組み立ててから実行します．

口腔機能を回復させるトレーニングの例

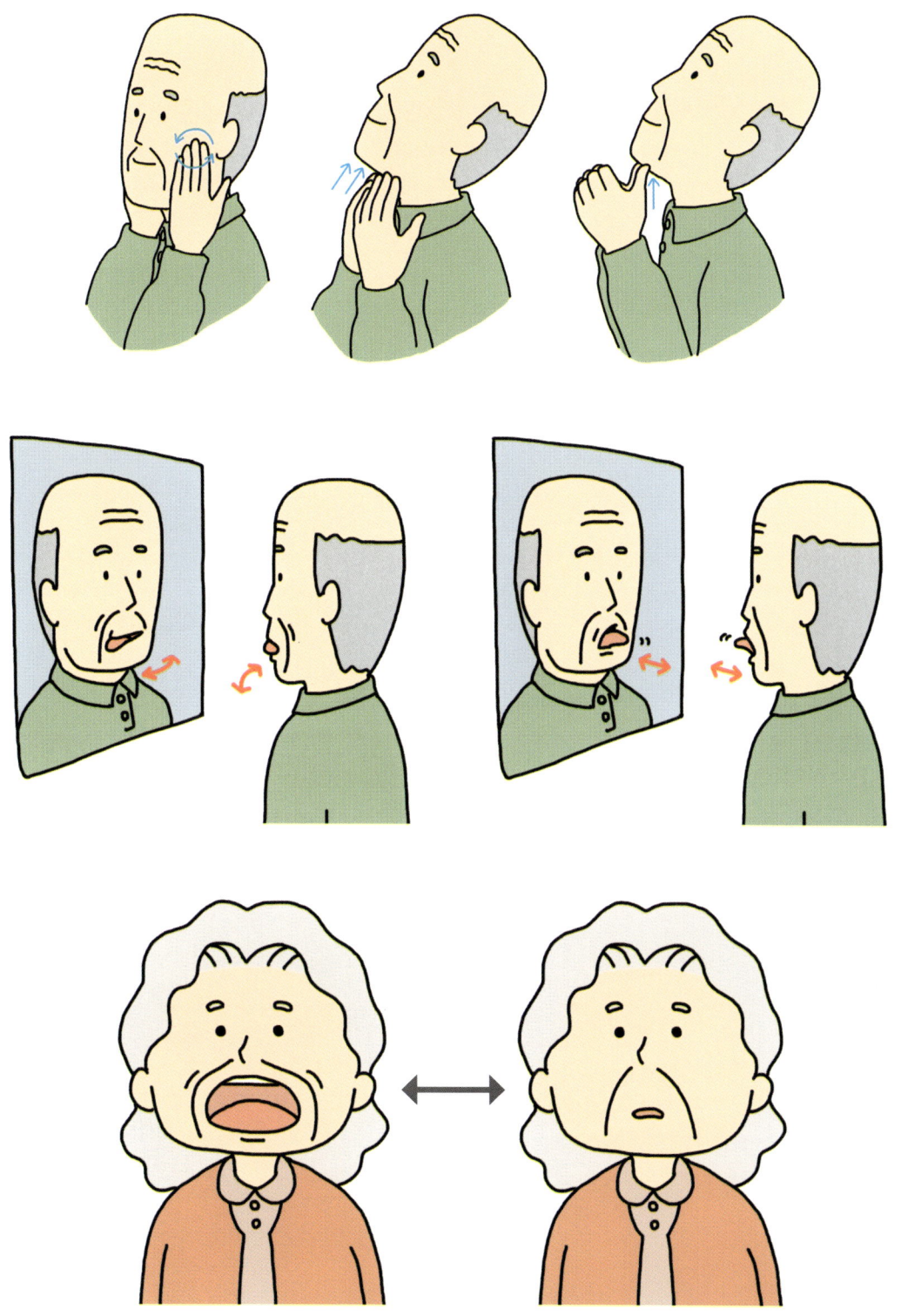

2-1 口腔不潔

　ちゃんと歯が磨けていない，うがいがしっかりできない……，こうしたことが積み重なると口が汚くなってきてしまいます．これは，器具（歯ブラシなど）を適切に使いこなせていない場合もあれば，なんらかの理由（病気の後遺症で身体が動かしにくくなった，など）により適切な動きができていない可能性があります．

　口がキレイかどうかは，舌の汚れ具合をみることでわかります．舌がどれくらい汚れているか，それを数値化することで，口の衛生状態がわかります．

　また，口は本来，自然とキレイになろうとする力を持っています（自浄作用）．口が動くことで唾液が口のなかを循環し，キレイにしているのです．

　しかし，後に述べる唇，舌，頰の力や巧みな動きが低下して唾液が出なくなると，口のなかが汚れやすくなります．

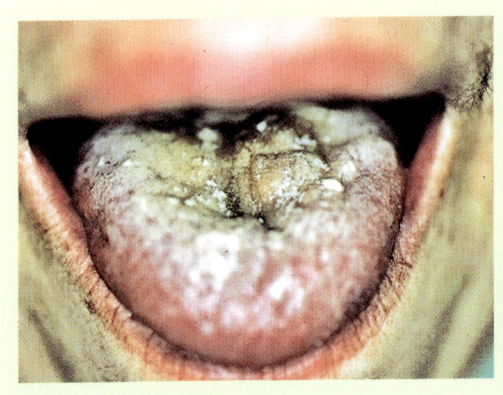 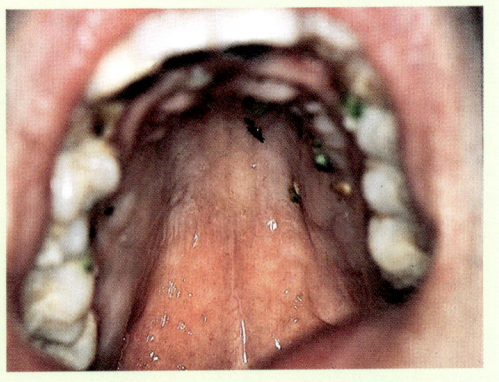

どちらの写真も，筆者のクリニックにきた患者さんのお口のなかです．左の写真では舌のうえに白や黄色の舌苔が観察されます．また，右の写真ではお口のなかに食べかすが残っています．どちらも，お口を清潔に保てていないということが考えられます

口が汚れているとわかったら，どうすればいいのでしょうか？　そのままでいると，それまで大事にしていた歯が，一気にむし歯や歯周病におかされるかもしれません．また，汚れや細菌を誤嚥すると肺炎になってしまうかもしれません．

対応策としては，基本的には日頃の歯磨きやうがいなどをしっかりやることが重要です．定期的に歯科医院に通い，専門家に歯をきれいにしてもらったり，フッ素を塗ってもらうなどの予防処置をしてもらうとよいです．

さらに，口腔機能を高める訓練により口腔の自浄作用を高めていくことも大切です．

対応策	・適切な歯磨きの方法や道具の使い方を学ぶ ・歯科医院で専門的なケアを受ける ・口腔機能をアップする訓練法を教えてもらう

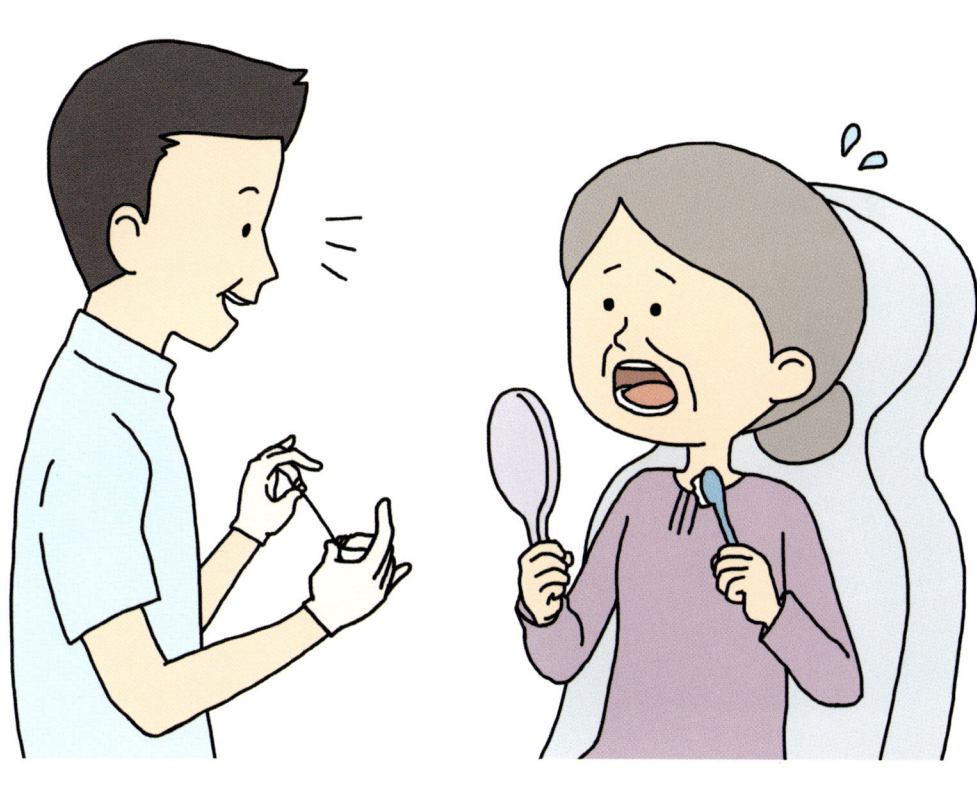

2-2 口腔乾燥

　健康なヒトの口のなかは，いつも唾液によって湿っています．この唾液の働きによって，口のなかの細菌を退治したりして，きれいな状態を保っています．

　こうした唾液が出ないのは病気の影響の可能性もありますし，薬の影響も考えられます．あるいは，年を取ることにより唾液の出る量が少なくなっいるのかもしれません．

　唾液は口のなかを清潔に保つほか，噛んだ食べものと混ざることで，口のなかの食べものを飲み込みやすくする機能もあります．つまり，唾液が出なくなると食べものを飲み込むことも難しくなることがあるのです．

　唾液の量は，舌に専用の器具を当ててその濡れ具合を確かめるほか，舌の下にガーゼを置いて，どれくらい濡れるか確かめるという方法があります．

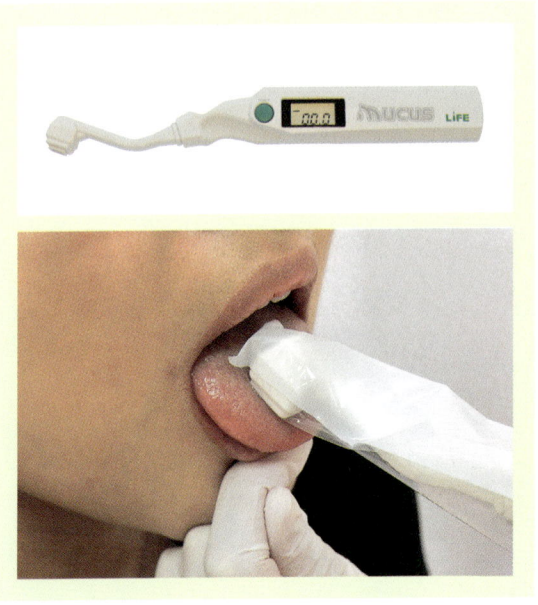

お口の湿り具合を計る装置（上写真）．
舌に押し当てて湿り具合を計ります（下写真）

唾液の分泌の減少は病気の影響かもしれませんし，服用している薬の影響かもしれません．まずは，そうした点を確認し，内科の先生などに相談したりします．その橋渡しは歯科医院の先生がしてくれます．

　それでもまだ唾液が出にくい……という場合，唾液を出す器官（唾液腺（だえきせん）といいます）をマッサージすることで，唾液をより多く出すという方法があります．

対応策	・まずは病気や薬の影響を考え，内科の先生に相談する ・唾液腺マッサージを行う

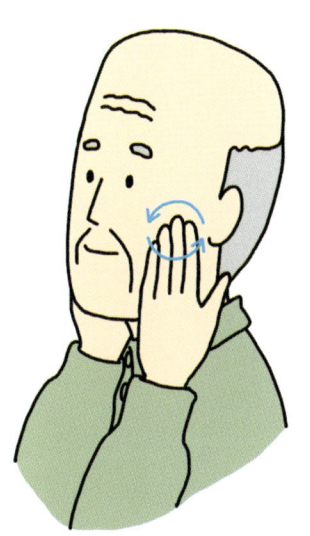 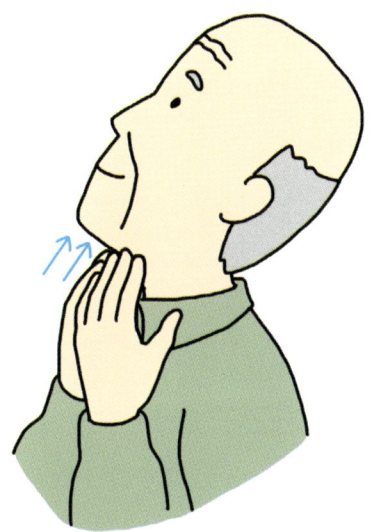 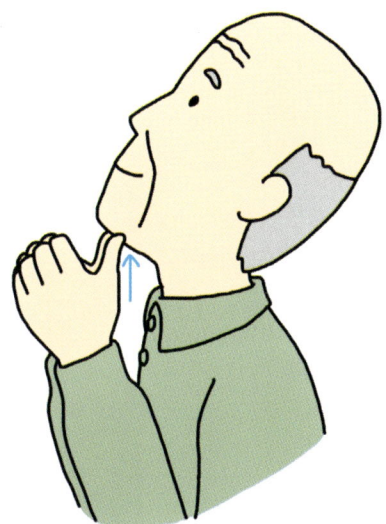

2-3 咬合力低下

　「噛みくだく力」のもとは，どこにあるのでしょうか？　食べものを噛むときには，下の顎が動き，下の顎にある歯が上の歯にある歯とぶつかることで，食べものを噛み切ったり，すりつぶしたりします．下の顎の歯と上の顎の歯が揃っていることで，はじめて「噛む」という基本が成り立ちます．さらに，その歯に乗る食べものを噛みくだくためには，下の顎を動かす筋肉が，力強く動かなければなりません．つまり「上の歯と下の歯が揃っている」「下の顎を動かす筋肉に力がある」ということが，「噛みくだく力」につながるのです．

　この噛みくだく力は，単純に何本歯が残っているかでも，おおよそ確かめることができます．あるいは，専用のフィルムを噛み，そこに残った跡を機械で読み込むことで数字化することができます．

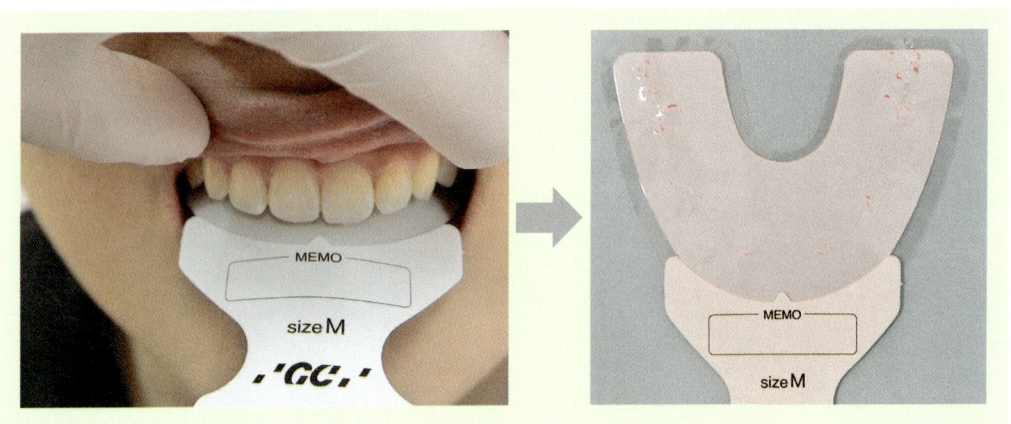

特殊なフィルムを上の歯と下の歯の間に入れて噛みます

上下の歯が強く当たったところは色が変わります．これを専門の機械に読み込ませると噛む力が数値化されます

では,「噛みくだく力」を取り戻すには,どうすれば良いのでしょうか?

まず,上下の歯が揃っていない場合は,しっかりした入れ歯をつくることで噛みあわせを取り戻すことができます.歯が残っていても痛くて噛めないという場合も,歯科医院で治療することで再び噛めるようにできます.

対応策 ・適切な歯科治療で噛める歯を取り戻す

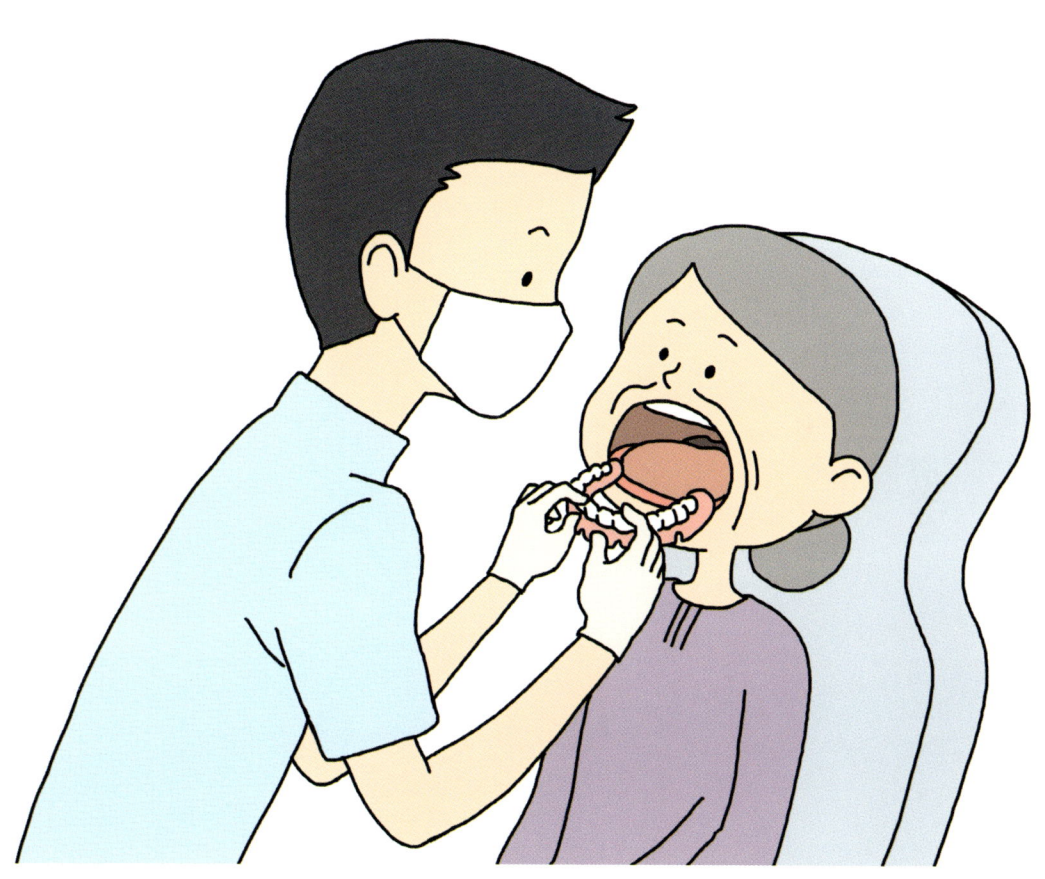

2-4 舌口唇運動機能低下

　食べものを口にいれたとき，こぼれないよう，たくみに唇を閉じます．また，口のなかで食べものを噛んでいるときも舌や頰をうまく使って食べものを上の歯と下の歯の間に動かしたり，片方の歯から片方の歯に移動させたりしています．こうして，食べものを噛み続けることができるのです．

　唇や舌の細かい動きの能力は，「パ」や「タ」といった音を連続して声で出せるかで判断ができます．いわゆる滑舌です．こうした音は唇を開けたり閉じたり，舌を細かく動かしたりという動作をするからです．

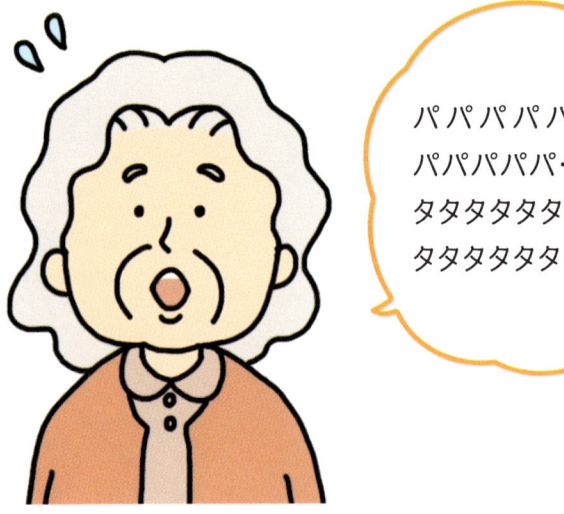

上手に噛むためには唇や舌，頬が単に力強く動くだけでは事足りません．いかに巧みに動くかが重要です．そこで，その細かい動きは鍛えることができます．こうした訓練を行うには，どの部位の動きが落ちているのか，そしてどのような機能を鍛えるのか，まずはそれを知る必要があります．滑舌の検査をもとに，なにをすべきなのか，歯科医院の先生と探してみてください．

対応　・舌や唇，頬の巧みな動きを鍛える

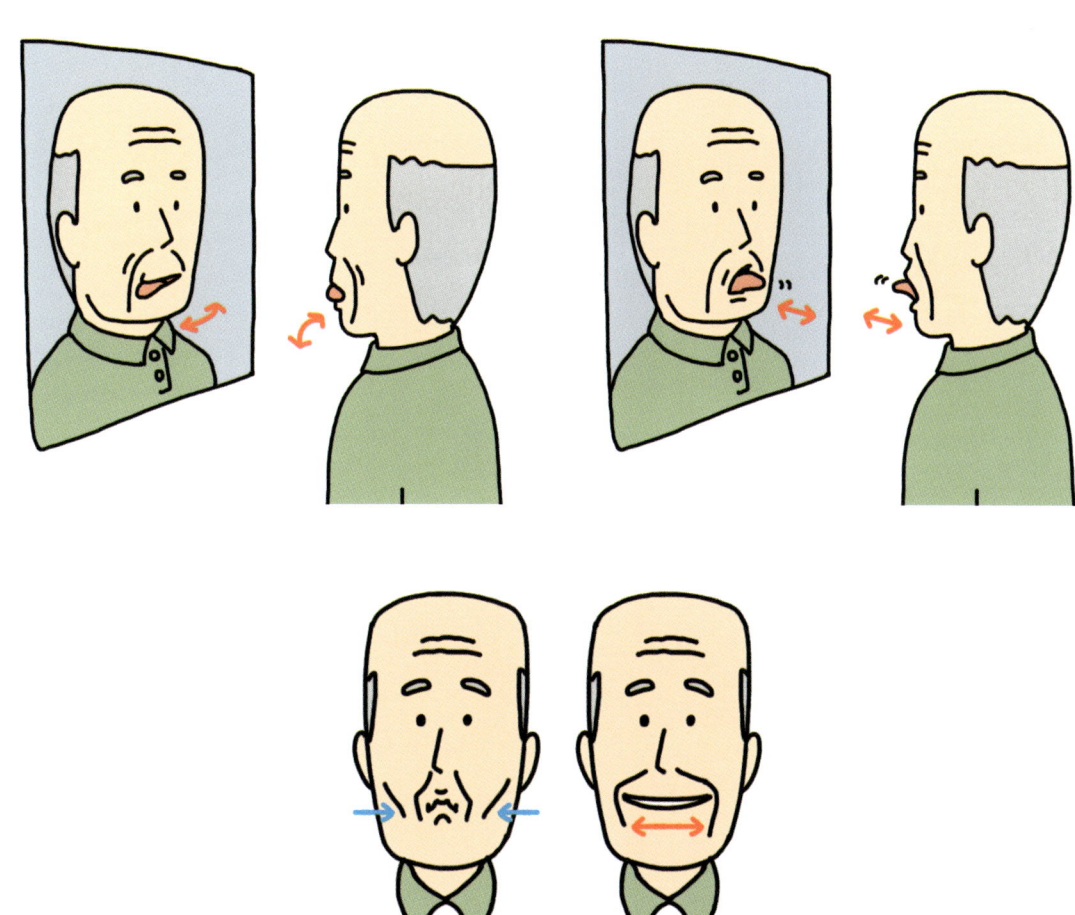

2-5 低舌圧

　これまで，食べものをうまく口のなかで動かすことで，よく噛めるようにする，という舌の働きを紹介しました．舌にはまだ役割があります．口のなかの食べものを噛んで，唾液と混ぜ合わせることで食塊を形成しますが，その後，飲み込むタイミングになったとき，舌の力（舌圧）によって食塊をのどに送り込みます．そのとき，舌圧が弱いと，強い力で飲み込めなかったり，口のなかに食べものが残ってしまいます．

　舌の力を調べるには，風船のように膨らむ機器を口のなかに入れ，膨らんできたものに対して舌がどれだけ抵抗できるかで測ります．

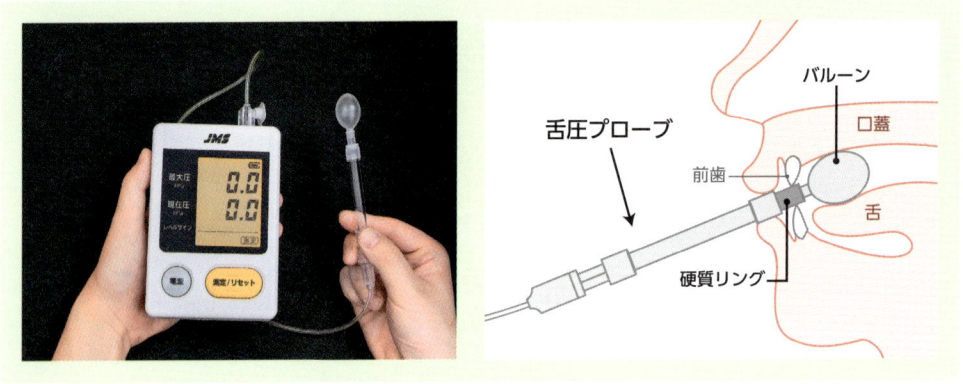

口のなかでバルーンを膨らませ，舌で抵抗して舌圧を測ります

舌の力強さを取り戻すには，舌の「筋トレ」が有効です．舌にスプーンや専用の器具を当てて押し付けると同時に，舌はそれに逆らうように動かします．これをいろいろな形で行うことで，舌のいろいろな部位を鍛えることができます．

こうしたトレーニングは誤った形で行うと舌に傷をつけたり，怪我をさせてしまうことがあります．歯科医院の先生と一緒に，適切な方法や回数を探してみてください．

対応 ・舌の筋力を鍛える

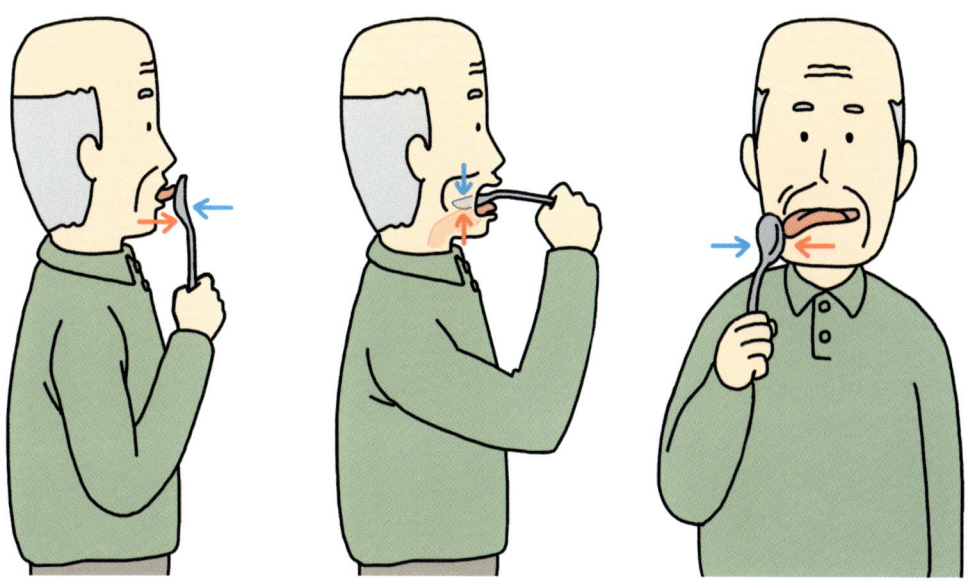

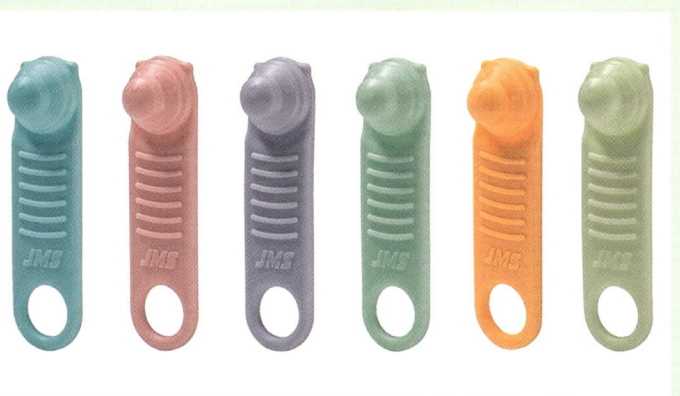

舌圧を測ったり，舌の力を鍛えたりすることのできる専用の器具があります

2-6 咀嚼機能低下

「噛みくだく力」に似ていますが，舌や頬，顎が巧みに動いて噛み続けられるか，色々な性状の食べもの（固かったり，軟らかかったり，パサッとしていたり，ドロッとしていたり）を食べられるか，右の歯と左の歯，両方を使って食べられるか，そうした点にかかわります．

そうした咀嚼能力を測るには，少し硬めのグミを噛み続け，どれだけ噛みくだけるかを確認します．噛んでもらったグミを一度口から出し，どれだけ細かくなっているかを確認するという方法もあります．

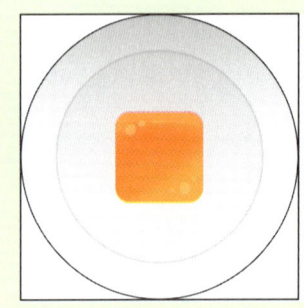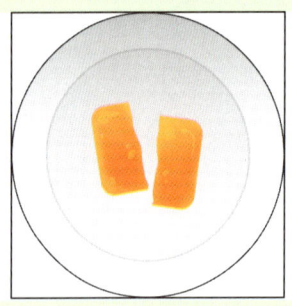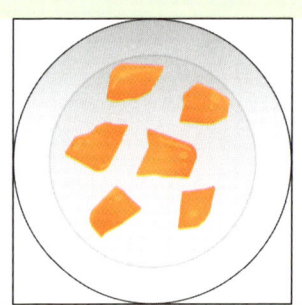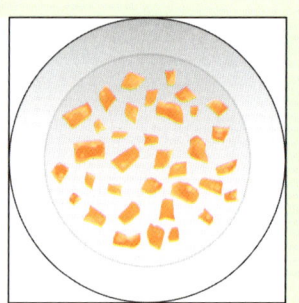

口のなかでグミを噛み，どれだけ細かくできるかを計測します

咀嚼能力はさまざまな機能が組み合わさっているため，トレーニングも一つの部位を鍛えればよい，というわけにはいきません．

　そのなかでも比較的効果のある方法として，噛み切るのが難しい食べもの（さきいかなど）を口にいれ，左右に動かす訓練をします．いわば口のなかでとりまわす訓練です．

対応 ・舌の動きや噛む力を鍛える

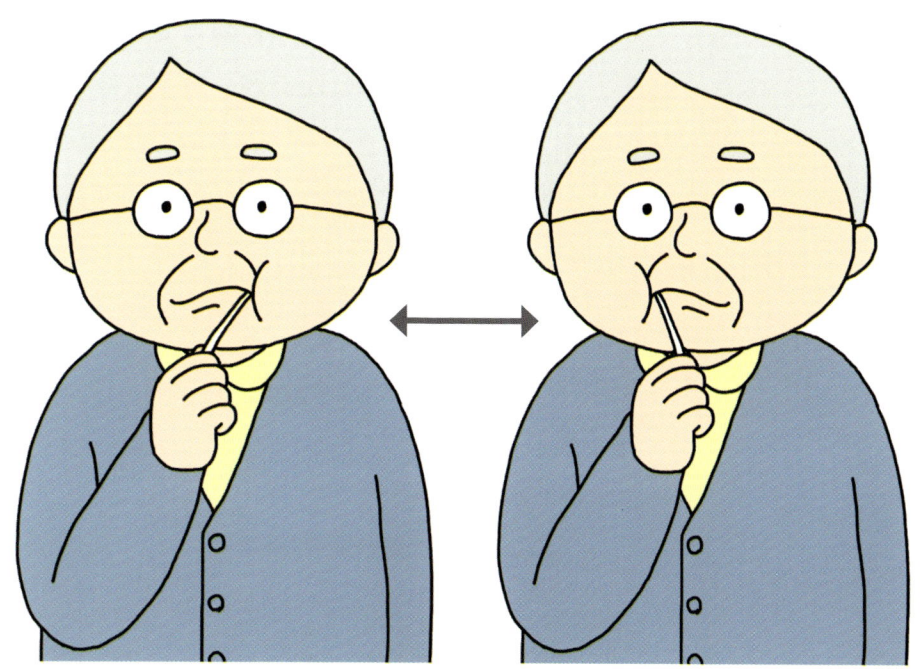

2-7 嚥下機能低下

　嚥下とは，いわゆる「ごっくん」のことで，のどの入ってきた食べもの（食塊）を，気道に入れることなく適切に食道に送り込む動作のことです．この機能に問題があると，ムセが生じたり，時に気道に食べものが入り込んでしまい，肺炎（誤嚥性肺炎）や窒息につながることがあります．

　脳血管疾患の後遺症などにより，嚥下機能が極端に悪くなってしまっている場合は，専門の医療職種によるリハビリテーションの対象となります．間違って飲み込んだ食べものがのどに詰まったり，肺炎を引き起こしたりする場合があるので，しっかりと鍛えておく必要があります．

　そこまで大変な状況ではないが，時々ムセたり，うまく飲み込めなかったりすることがある場合，そうした状況を調べるアンケートがあります．このアンケートに回答するなかで，飲み込みの状況をある程度知ることができます．

飲み込む機能がわかるアンケート（EAT-10）に回答することで嚥下機能の状況がわかります
（ネスレヘルスサイエンスのウェブサイト［https://nestlehealthscience.jp/inform/tool］より）

飲み込みの状況が極端に悪い場合，ときに命を脅かす事態になるため，専門の医療者による介入が必要になります．一方，日常的に飲み込みが悪い……という状態ではのど周囲の筋肉を鍛えることにより，適切な飲み込みに導くことができます．

歯科医院ではアンケートにより飲み込みの状況を確かめることができますが，場合によっては病院での精密検査となることもあります．まずは，歯科医院にご相談をしてみてください

対応 ・のどの周りの筋力を鍛える

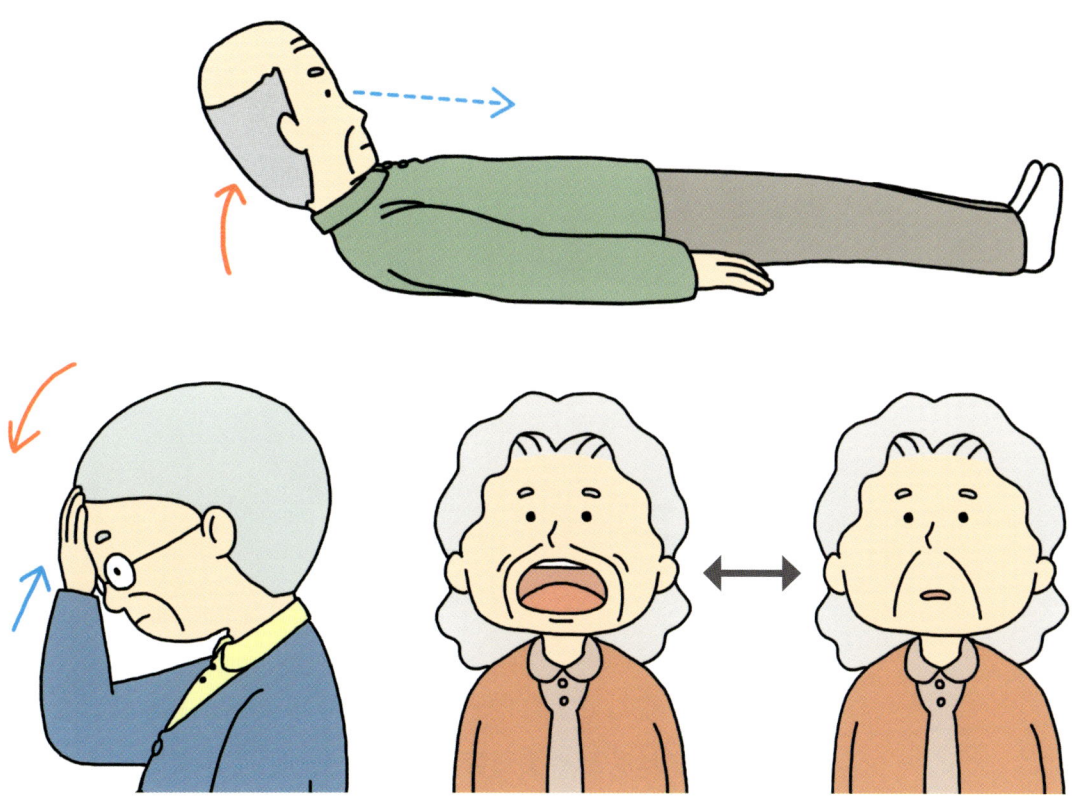

さあ!!歯科医院で検査をしてもらいましょう!!

　ここまでご紹介してきた口の機能は，歯科医院で検査をすることにより，客観的な数字に置き換えることができます．いわゆる，検査値ですね．この検査値がある数字より下がったりすると，「口腔機能低下症」として，治療を受けることができます．適切な歯科治療やトレーニングによって，再び噛む力や飲み込む力を取り戻し，さまざまな食べものを美味しく食べられる生活を取り戻せます．

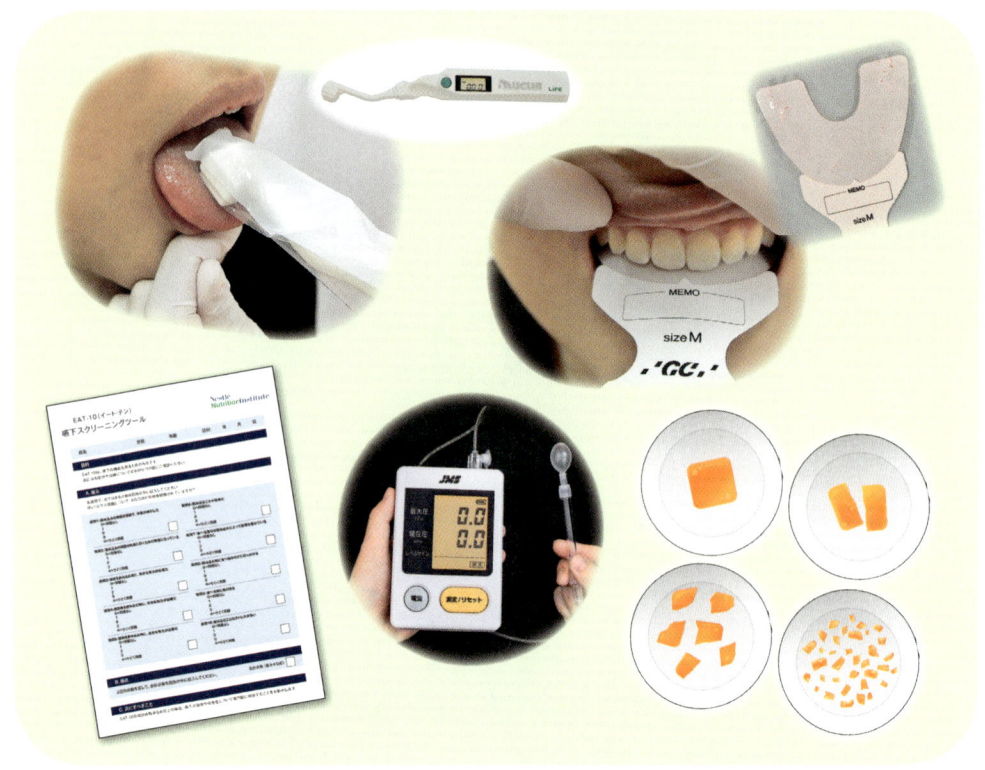

　これまで読んできた内容で，気になる項目がありましたら，ぜひとも歯科医院の歯科医師や歯科衛生士にご相談してみてください．

口腔機能低下症として治療ができます

口腔機能の低下をそのままにしておくと……

　ところで，口腔機能が落ちたまま，このまま噛めない，飲み込めない…という状態が続くと，どうなってしまうのでしょうか．なにより食べることが楽しくないと外出も楽しくなくなって人との交流も少なくなり，さらに外出しなくなってしまいます．加えて，食事ができないと栄養が十分に摂れずに，身体が弱ります．筋肉が減っていくのです．

　筋肉が落ちて日常的な動作が苦手になったり，歩いたり，階段を上ったりするのが辛くなると，外出することもさらに減ってしまいます．

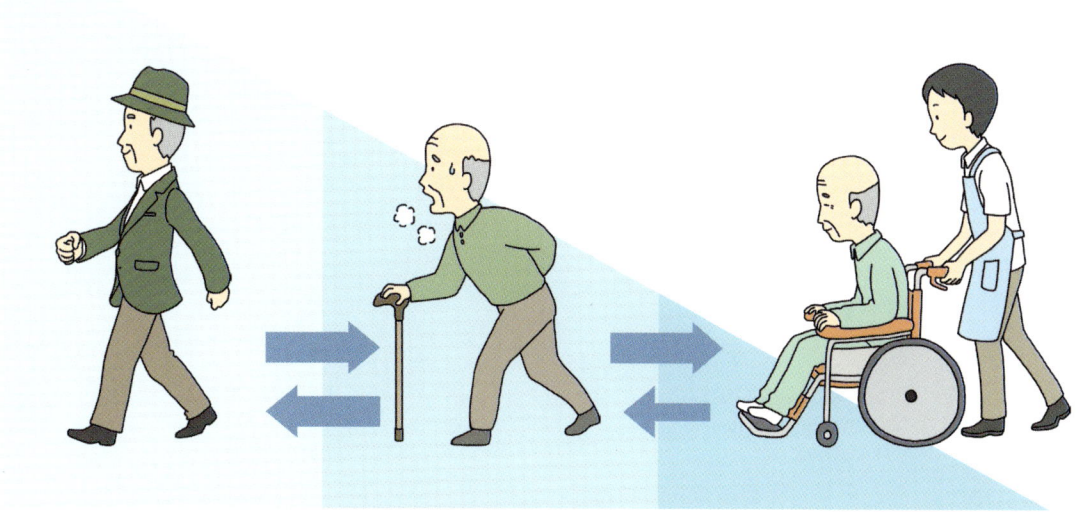

　そう，「お口が弱って食事ができない」というのは「全身が弱って日常的な活動ができない」いうことにつながるのです．

　次の章では，そうしたお口と全身のかかわりについてご紹介します．いま，この本を読んでいるあなたの周りの人，ご家族やお友達にも，ここまで述べてきたような「お口が弱る」きざしがある人がいるかもしれません．もしなにか気づくようなことがあれば，ぜひ，歯科医院への来院を進めてみてください．

3章
口が弱ると身体も弱る
～「オーラルフレイル」と「フレイル」

　ここまでの章では,「口腔機能」が低下するとはどういうことか,そして,どうすれば改善できるのか,ご紹介をしてきました.

　この章ではなぜ口が弱ると困るのか,そしてそのことが全身とどのような関係があるのか,少し考えてみます.

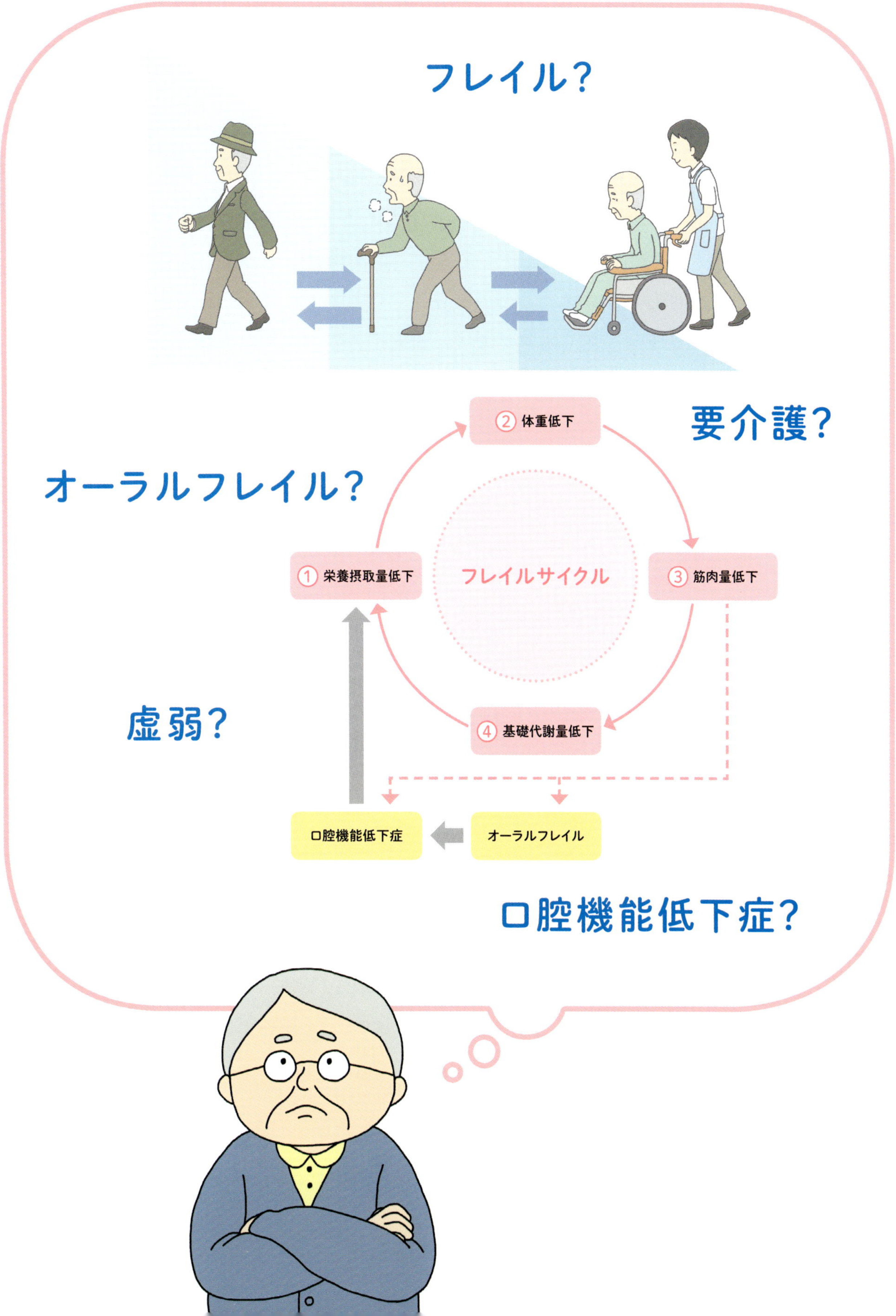

3章 口が弱ると身体も弱る～「オーラルフレイル」と「フレイル」　37

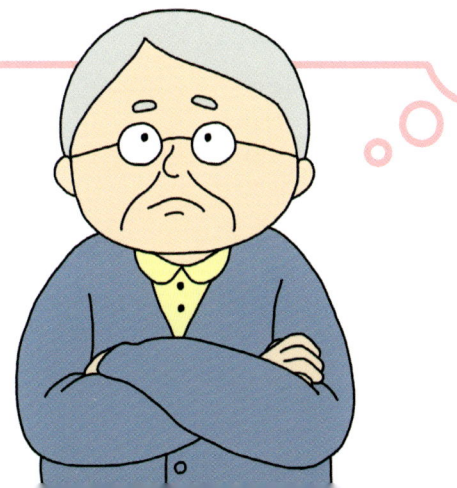

3-1 フレイルってどんなこと？

　テレビや雑誌などで「フレイル」という言葉を目にすることがあります．「フレイル」とは英語の frailty のことで，日本語でいうと「虚弱」とか，「衰弱」に当たります．まず，フレイルとはどのような状態のことをいうのでしょうか？

　ヒトは，誰しも衰えます．歳を取れば力が出なくなったり，身体も動かしにくくなったりします．そして，そうした状態が重くなり，日常的な生活を営みにくくなると，他の人の力を借りなければならなくなります．そう，「要介護」という状態です．

　「フレイル」はこうした「要介護」に至るまえの状態であり，「健常」である状態から少し身体の機能が下がった状態を指します．

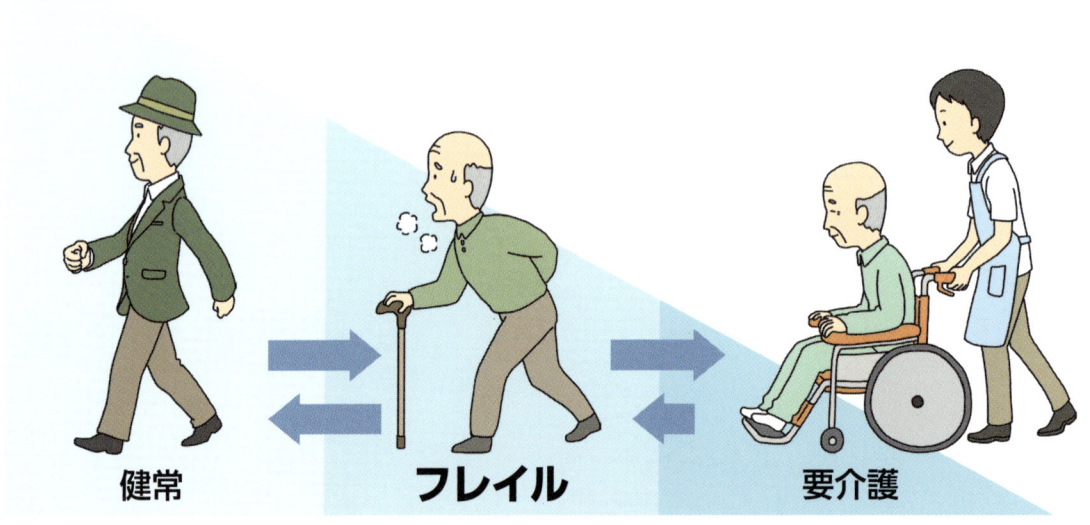

健常　　　フレイル　　　要介護

では，なぜこの「フレイル」という状態に注目が集まっているのでしょうか？　それは，まだ「フレイル」の状態であれば適切な介入を受けることにより「健常」に戻ることができるという，境目の段階であるからなのです．

「フレイル」は，主に全身の機能の低下を指します．ポピュラーな評価基準は以下の表のものがあります．また，簡単にフレイルの徴候を見分ける方法として「指輪っかテスト」というものがあります．ぜひ，試してみてください．

✓	項目	例
☐	体重減少	日本人の体格であれば，1年間に2kg減ったら要注意
☐	疲労	最近，以前より疲れやすくなった
☐	筋力低下	買い物で2リットルのペットボトルを運ぶのが大変になった
☐	歩行速度の低下	青信号の間に横断歩道を渡りきれなくなった
☐	身体活動の低下	最近，趣味のサークルに出かけなくなった

上記の5つの項目のうち3つ以上該当するとフレイルが疑われます
(Fried LP, et al. J Gerontol A Biol Sci Med Sci. 2001;56（3）:M146-156.より)

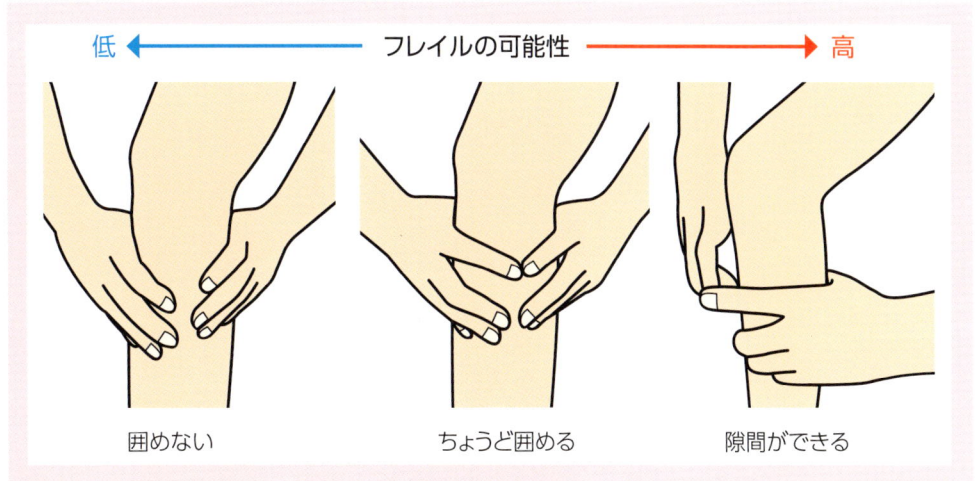

指輪っかテスト　ふくらはぎを自分の指で掴めないと筋肉量が減少し，フレイルが疑われます
(飯島勝矢．サルコペニア危険度の簡易評価法「指輪っかテスト」．臨床栄養．2014;125（7）；788-789.より)

3-2 フレイルとオーラルフレイル
全身とお口の関係

「フレイル」に関連して,「オーラルフレイル」という言葉もあります.「オーラル」はoralで「口,口腔の」という意味ですから,「口の虚弱,衰弱」という意味になります.お口が弱った状態,そう,「口腔機能の低下」です.

全身の衰弱である「フレイル」と,お口の衰弱である「オーラルフレイル」.実は両者には深い関係があります.

まず,フレイルがどのようにして起こるか見てみましょう.

右の図のうち,まず「栄養摂取量低下」というところから始めましょう(①).何らかの事情で栄養摂取量が下がると(ご飯を食べる量が少なくなると),それに続いて体重が減少してきます(②).体重の減少は身体の脂肪だけではなく,筋肉量の低下からも引き起こされます(③).この筋肉のうち,姿勢を保ったり,日常的な動きを行うものを抗重力筋といいますが,この筋肉が減ると日常的な動きがしにくくなり,結果として基礎代謝(生活するうえで必ず使うエネルギー)も減少します(④).そうなると,次第に身体を動かすことも少なくなり,お腹も空かなくなるので,結果として食べる量も減ります.ここで,最初の栄養摂取量の低下に戻ってきます(①).

右の図には「フレイルサイクル」とありますが,これはつまり,栄養摂取量が減ると,体内のさまざまな機能が衰え,さらなる栄養摂取量の減少につながる……ということが繰り返されるということになります.

ここで注目しておきたいのが，栄養摂取量の低下は口腔機能の低下によってもたらされる，という点です．つまり，口が弱るとそれに従って食事が取れなくなり，そのことがフレイルをもたらし，さらにはフレイルサイクルを加速させる……という悪循環をもたらすのです．

　また，全身の筋肉量の低下は口の筋肉量の低下にも関係しているために，オーラルフレイル，口腔機能の低下もひきおこします．

　この口が弱るというのは，これまで述べてきた「口腔機能低下症」もそうですが，もう少し前の段階「些細な口の弱り」という段階もあります．これが「オーラルフレイル」と呼ばれるものです．つまり，口が少し弱った状態……とでもいえる状態です．

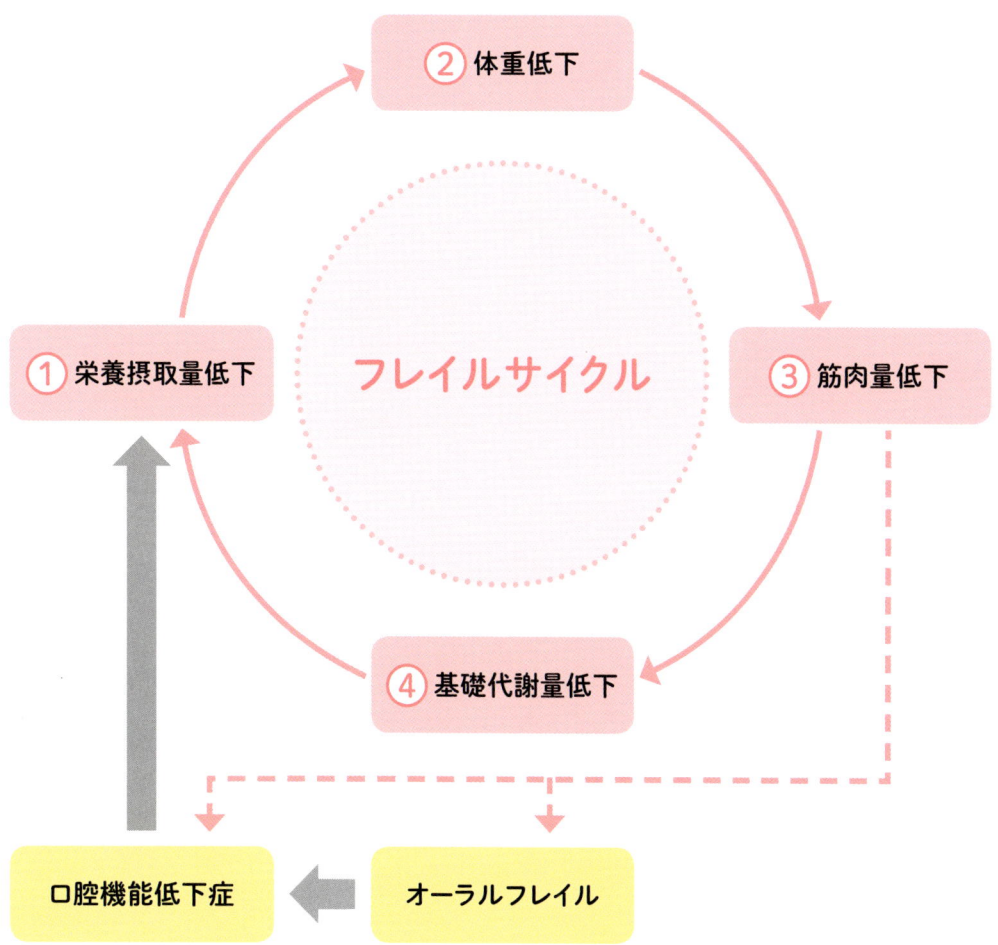

3-3 オーラルフレイルと口腔機能低下症の関係

オーラルフレイルはさまざまな徴候から読み取れます．
たとえば，以下の質問事項にどう答えるでしょうか？？

番号	項目	チェック
1	食べ物の量や食べ物の種類を控えることがあった	☐
2	食事時間が長くなった	☐
3	歯や入れ歯の調子が悪くないのに噛むのが困難になった	☐
4	思いどおりにしゃべることが困難だ	☐
5	最近体重が減った	☐
6	缶やペットボトルの蓋が開けにくい	☐
7	歩くのが遅くなった	☐

　日常的な食事やお口がかかわる状況で問題が出てくると，お口が弱っている＝オーラルフレイルのなかにいる，ということになります．オーラルフレイルという状況がさらに進むと，口腔機能低下症になる……という関係があります．口腔機能低下症は「疾患」として治療できますが，オーラルフレイルは些細な「兆候」として，これもまた訓練によって回復することができます．

オーラルフレイルと口腔機能の低下を予防することで，フレイル，口腔機能低下症を防げます

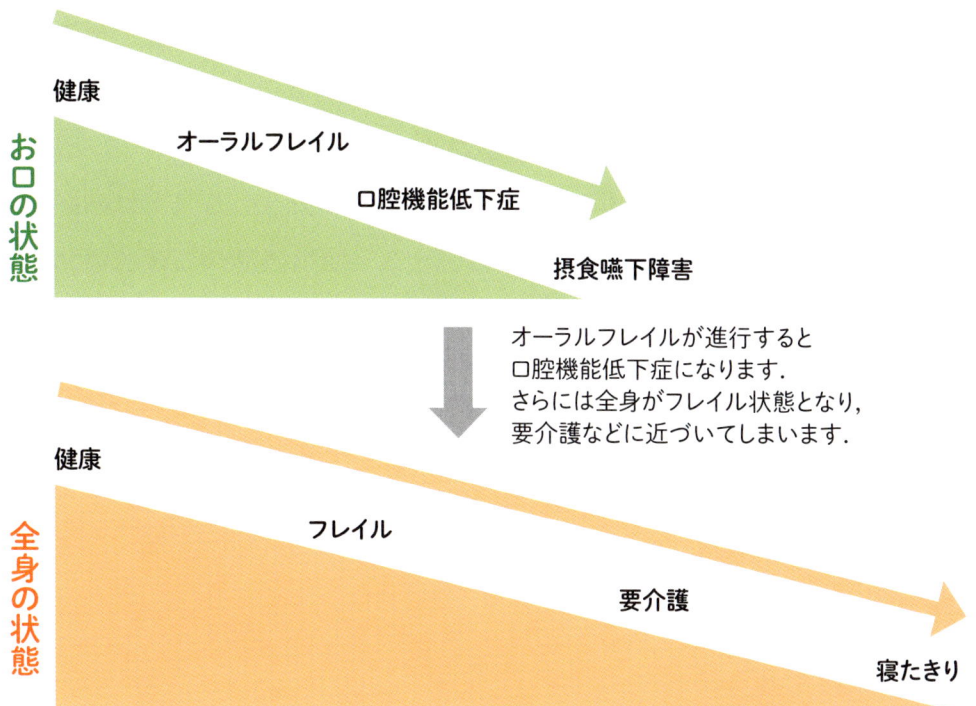

　オーラルフレイル，口腔機能低下症，フレイル，そして要介護状態の関係や流れを整理すると，上の図のようになります．ささいなお口の弱り（オーラルフレイル）が全身の状態に影響し，最終的には不可逆的な（元には戻らない）要介護や寝たきりの状態につながっていくのです．

　逆をいえば，ささいなお口の弱りの段階で食い止めることで，あるいはオーラルフレイルや口腔機能低下症を治すことで，全身状態の悪化を止めることができるのです．

　これまで読んできた内容で，気になる項目がありましたら，ぜひとも歯科医院の歯科医師や歯科衛生士にご相談してみてください．

4章 お口が弱る原因とは

　ここでは,お口が弱り,オーラルフレイルや口腔機能低下症となる原因について取り上げます.これまでご紹介してきた各症状が引き起こされるには,さまざまな原因があります.もし心当たりがあれば,お口に何かしらの症状が出ているかもしれません.ご家族や周りの方にも気を配ってみてください.

4-1 加齢

　歳を取ると，全身の筋肉が少なくなってきます．もちろん，お口の筋肉も弱まります．つまり，歳を取ってくるだけで，オーラルフレイルに近づく，ということになるのです．

　もちろん，毎日の活動や日ごろの食生活により，オーラルフレイルにならないという方もいます．ただし，加齢によってオーラルフレイルに近づくということは理解をしておいてください．

　下のグラフは65〜69歳時の能力が加齢によってどれくらい落ちるか示したものです．いずれの能力も下がっていますが，握力（ー）や脚力（ー）などが大きく落ちています．

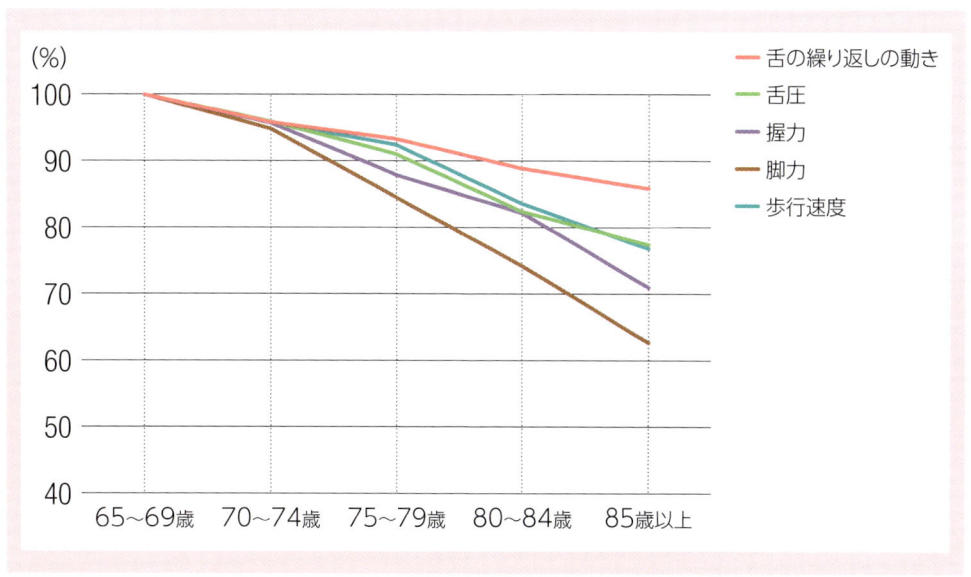

（飯島勝矢，ほか．厚生労働科学研究費補助金（長寿科学総合研究 事業）「虚弱・サルコペニアモデルを踏まえた高齢者食生活支援の枠組みと包括的介護予防プログラムの考案および検証を目的とした調査研究」．2012．より）

4-2 病気の影響

　脳血管系の疾患（脳卒中，脳梗塞など）の後遺症により，麻痺が生じることがあります．また，神経・筋疾患などの影響によっても身体の機能に麻痺や不自由が生じることがあります．麻痺は身体だけでなく口のなかにも現れます．口の感覚が鈍り，動きも悪くなるので汚れますし，なによりも上手に噛むことができなくなり，結果として食事がうまく摂れず，オーラルフレイルからフレイルのサイクルに落ち込むことになります．

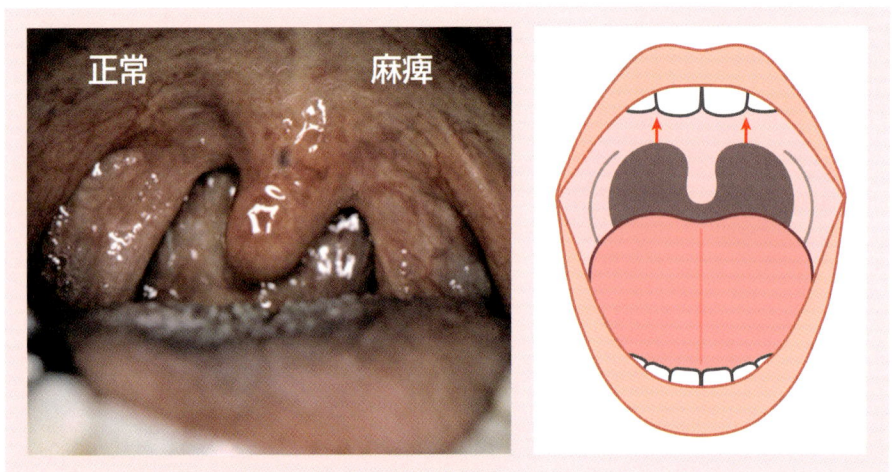

左の写真は麻痺のある患者さんののどの様子です．正常な状態ならば左右対称な形をしますが（右図参照），麻痺があるとのどにも影響が及び，正常な飲み込みなどが難しくなります

4-3 放置された口

　歯が痛いのに我慢していてうまく噛めない，大きなむし歯を放置している，壊れた入れ歯を使い続けていて固いものが食べられない，最近，入れ歯が合わなくなってきているがそのまま使っている……

　歯科医院でできる治療や，入れ歯の調整などがうまくいっていないと，適切な食生活を送れなくなります．

　こうした場合，まず歯をしっかりと治療したり，入れ歯がちゃんと口のなかに収まるよう，修理の手を加えたりすることがあります．

　歯のことで気になることがあれば，まずは歯科医院で相談をしてみましょう．

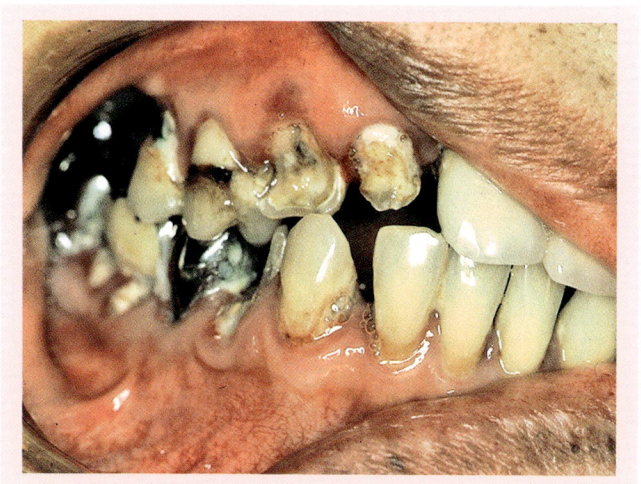

むし歯が多い口のなかです．この状態ではしっかりと噛むことができないでしょう

4-4 薬の影響

　生活習慣病やさまざま病気の治療のために処方されている薬剤のなかには，唾液の分泌を下げる場合があります．こうした薬剤を服用している場合，どうしても口腔乾燥が起こりがちになります．

　薬剤によっては違う種類のものに変更することもできます．まずは，歯科医師や主治医の医師に相談してみるとよいでしょう．なかには，口の動きを悪くしてしまう薬剤もあったりします．

お口が乾く可能性のある薬剤

用途	薬剤名
高血圧を治すための……	降圧剤
心の病気を治すための……	向精神薬
てんかんを止めるための……	抗てんかん薬
パーキンソン病治療のための……	抗パーキンソン病薬
アレルギー症状を止めるための……	抗ヒスタミン薬
咳や痰を止めるための……	鎮咳去痰薬
消化器症状を和らげるための……	消化器潰瘍治療薬

具体的な薬剤名などは医師・歯科医師の先生に確認をしましょう

4-5 認知症

　認知症の患者さんにおいては，食事がうまく摂れなかったり，歯磨きやうがいができなくなっている場合があります．

　認知症の患者さんは自分が認知症と気づいていない場合があります．

　ご家族や，関係者，あるいは日ごろ通っている医療機関や施設などさまざまな場所や人がそれぞれの形で認知症に気づきます．とくに歯科医院は患者さんにもっとも身近な医療機関の一つです．歯科医院に相談することが認知症発見のきっかけとなったり，認知症発見後の適切な対応の第一歩になります．

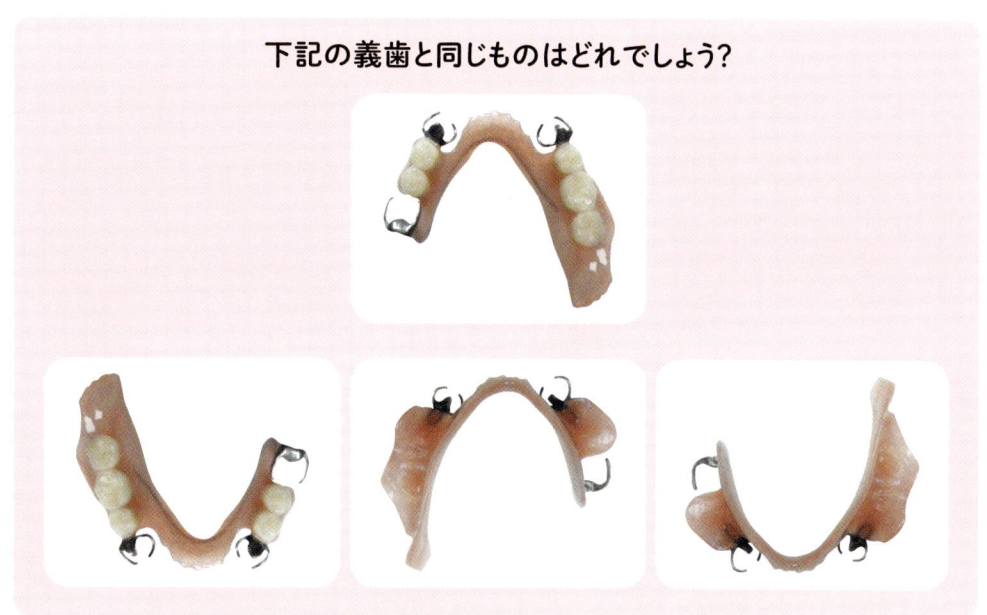

歯科医院では上記のような簡単な検査で認知症の徴候をつかむことができます

参考文献

8ページ図:
才藤栄一, 植田耕一郎監修. 摂食嚥下リハビリテーション 第3版. 医歯薬出版, 2016. 71頁.

17ページ表:
日本歯科医学会. 口腔機能低下症に関する基本的な考え方 平成30年3月.

図表出典

20, 22, 24, 28, 29, 34, 46, 47, 49ページの写真:
菊谷 武. チェアサイド オーラルフレイルの診かた 第2版 保険対応! 歯科医院で気づく, 対応する口腔機能低下症. 医歯薬出版, 2018.

30ページ図:
日本歯科医学会. 口腔機能低下症に関する基本的な考え方 平成30年3月より.

32ページ図:
ネスレヘルスサイエンス. EAT-10.
https://www.nestlehealthscience.jp/inform/tool

39ページ表:
Fried LP, Tangen CM, Walson J, et al. Frailty in older adult: evidence for a phenotype. J Gerontol A Biol Sci Med Sci. 2001;56(3):M146-156.

39ページ図
飯島勝矢. サルコペニア危険度の簡易評価法「指輪っかテスト」. 臨床栄養. 2014:125(7);788-789.

45ページ図
飯島勝矢, ほか. 厚生労働科学研究費補助金(長寿科学総合研究 事業)「虚弱・サルコペニアモデルを踏まえた高齢者食生活支援の枠組みと包括的介護予防プログラムの考案および検証を目的とした調査研究」. 2012. より

本小冊子の使い方（歯科医療従事者向け）

　本小冊子は，『お口，弱っていませんか？　噛みにくい・食べにくいは歯科医院で相談できます　患者さんのためのオーラルフレイル・口腔機能低下症の本』に付属したもので，主に歯科医療従事者（歯科医師，歯科衛生士）が読むことを想定して編集しています．本冊子が挟まっていた本体部分は患者さんが読み，ご自身の口腔の状態に気づいていただくためのものです．カバーを取り，待合室などに置いておくとよいでしょう．

　本小冊子は左の★の部分で本体と糊付けされており，取り外すことができます．ゆっくりと本体から引いてください．

　本小冊子には「❶ 対応フローチャート，症状・対応対照表」「❷ 機能訓練などの伝え方・考え方」「❸ 患者に渡せる機能訓練のやり方，機能訓練スケジュール表」が含まれています．このうち，❸については，コピーして患者さんにお渡しすることが可能です．

　まず，口腔機能低下症の各項目について，患者さんが気になっている，あるいは医療者自身が気になる項目があるならば，対応する検査を行います．検査の詳細に関しては『チェアサイド　オーラルフレイルの診かた　第2版』や日本歯科医学会から公表されている『口腔機能低下症の基本的な考え方』をご参照ください．

　検査の結果，基準値より下回った場合，各項目に応じた対応や機能訓練を行います．

❶ 対応フローチャート，症状・対応対照表

　対応フローチャートには診断までの流れを，症状・対応対照表には口腔機能低下症の7つの症状に応じた検査項目と，各検査項目が基準値を下回った場合，どのような対応や機能訓練をすべきかまとめてあります．

❷ 機能訓練などの伝え方・考え方

　「伝え方・考え方」には各種機能訓練を行ううえで大切な点や注意したい点などを訓練ごとにまとめてあります．患者さんの実態に合わせて口頭，もしくは書類などに含めて伝えてみてください．

❸ 患者に渡せる機能訓練のやり方，機能訓練スケジュール表

　本表には，患者さんが自宅などで行う機能訓練のスケジュールを書き込んでお渡しします．次回来院時に持参いただき，どれくらいできたか確認するとよいでしょう．

　患者さんが行う機能訓練が決まったら，「患者に渡せる機能訓練のやり方」と「スケジュール表」を渡して，次回の来院まで行う訓練を示します．この2つのパートに関しては，本冊子からコピー可ですので，患者さんが来院する度に，新しいメニューを考えたり，より負荷を上げるなど，工夫をしてみてください．

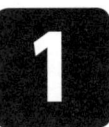 対応フローチャート，症状・対応対照表

　以下に，『チェアサイド　オーラルフレイルの診かた第2版（以下，『チェアサイド』）』と『お口，弱っていませんか？　噛みにくい・食べにくいは歯科医院で相談できます　患者さんのためのオーラルフレイル・口腔機能低下症の本』（以下，『患者用』）の使い方をご説明します．

　まず，患者さんが口腔機能低下症かどうか気づくことが必要です．書籍本体を待合室に置き，患者さんに気づいてもらうのもよいですし，チェアサイドで説明に使うという手もあります．

　口腔機能低下症の検査については『チェアサイド』をご参照ください．患者さんの口腔に機能低下がみられたら機能訓練を行います．口腔機能低下症の各項目と，それに対応する機能訓練についての一覧表は続く表1，2をご参照ください．

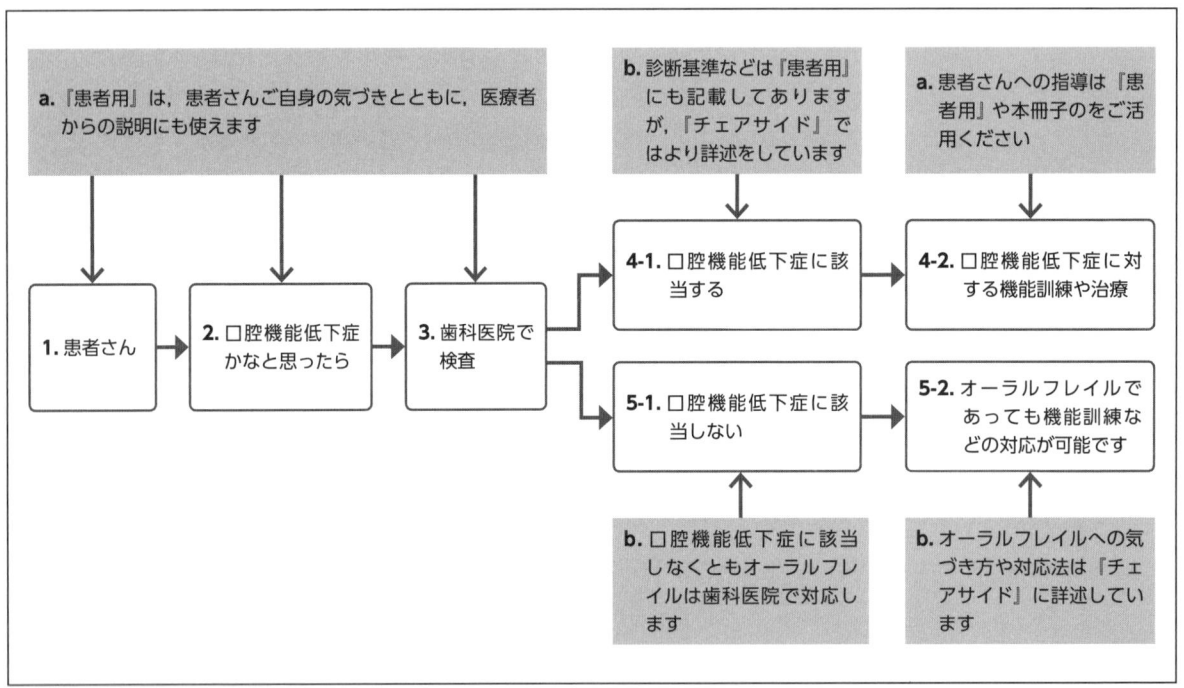

1〜5：口腔機能低下症，オーラルフレイル診断までのフローチャートです．番号順に進めていくと分かりやすいでしょう．

a, b：各段階で用いる書籍です（a：『お口，弱っていませんか？　噛みにくい・食べにくいは歯科医院で相談できます　患者さんのためのオーラルフレイル・口腔機能低下症の本』（『患者用』と表記），b：『チェアサイド　オーラルフレイルの診かた　第2版』（『チェアサイド』と表記））．

■表1　口腔機能低下症の下位症状と対応例・機能訓練

口腔機能低下症の症状，検査項目[1,2]			詳しく知るには		指導・機能訓練	
下位症状	検査項目	検査値	章・節[3]	ページ[3]	指導内容[4]	ページ数[3]
口腔衛生不良	舌苔の付着程度	Tongue Coating Index (TCI)が50％以上	・2章3節2〜4 (2章3節2〜4)	47〜49頁 (45〜47頁)	・舌ブラシ，ブラッシング指導など ・舌トレーニング[1,3]	・通常の歯科医院での指導 ・102〜106頁 (88〜90頁)
口腔乾燥	口腔粘膜湿潤度	口腔粘膜湿潤度が27.0未満	・2章1節2,6 (2章1節2,6)	31〜32, 33〜35頁 (29〜30, 31〜33頁)	・唾液腺マッサージ[12]，薬のチェック	114頁（※）
	唾液量	サクソンテスト2分間で2g以下				
咬合力低下	咬合力検査	咬合力が500N未満	・2章1節1,2, ・5節3 ・6節1 (2章1節1,2)	30〜32頁, 64, 72頁 (28〜30頁, 60頁)	・義歯を入れる	通常の歯科医院での対応
	残存歯数	20本未満	・2章1節2 ・2章6節1 (2章1節2, 5節1)	31, 32頁, 72頁 (29, 30頁, 60頁)		
舌口唇運動機能低下	オーラルディアドコキネシス	/pa/が6回未満	・2章5節4 (2章5節3)	64〜65頁 (67頁)	・無意味音節連鎖，早口言葉[2]	103〜105頁 (89, 91頁)
		/ta/が6回未満				
		/ka/が6回未満				
低舌圧	舌圧検査	舌圧が30kPa未満	・2章5節5 (2章5節3)	66, 67頁 (65, 66頁)	・舌・頬・口唇の力強さと持久力のトレーニング[5]，舌圧トレーニング[5,13] ・PAP	・106, 107, 110頁 (90, 91, 94頁) ・118〜122頁 (102〜105頁)
咀嚼機能低下	咀嚼能力検査	グルコース濃度100mg/dL未満	・2章1節1-2, 3 (2章1節1-2, 3)	30〜32頁 (28〜30頁)	・咀嚼機能に関わるトレーニング[1,2,3,4,5,6] ・無意味音節連鎖，早口言葉[2]	・102〜109頁 (88〜93頁) ・103〜105頁 (89, 91頁)
	咀嚼能力スコア法	咀嚼能率スコア法2未満				

※1：日本歯科医学会．口腔機能低下症に関する基本的な考え方　平成30年3月．より．
※2：検査については『チェアサイド　オーラルフレイルの診かた　第2版』の2章5節に全項目が解説されています．
※3：章・節およびページ数は『チェアサイド　オーラルフレイルの診かた　第2版』のものですが，括弧内のものについては『チェアサイド　オーラルフレイルの診かた』（初版）のページ数です（「※」は対応ページなし）
※4：[　]内の数字は後述の機能訓練の番号です

■表2　嚥下機能低下調査用紙の回答と対応例 (本表に対応が記載されていない項目については，他の原因に対応することにより改善が見込まれる項目です)

下位症状	検査項目	検査について 検査値	詳しく知るには 章・節※1	ページ※1	指導・機能訓練 指導内容※2	ページ数※1
嚥下機能低下	嚥下スクリーニング検査(EAT-10)	飲み込みの問題が原因で，体重が減少した	2章8節2〜4 (2章7節2〜4)	86〜91頁 (76〜81頁)	食事指導	124〜136頁 (108〜120頁)
		飲み込みの問題が外食に行くための障害になっている	1章2節 (1章2節)	17〜21頁 (15〜19頁)	調理法の指導	134〜136頁 (118〜120頁)
		液体を飲み込むときに，余分な努力が必要だ	2章1節 (2章1節)	30〜35頁 (28〜33頁)	水分の半固形化	131〜134頁 (115〜118頁)
		固形物を飲み込むときに，余分な努力が必要だ	2章1節 (2章1節)	30〜35頁 (28〜33頁)	食形態の指導	134〜136頁 (118〜120頁)
		錠剤を飲み込むときに，余分な努力が必要だ	2章1節 (2章1節)	30〜35頁 (28〜33頁)	服薬法の指導	33〜35頁 (31〜33頁)
		飲み込むことが苦痛だ	2章1節 (2章1節)	30〜35頁 (28〜33頁)	—	—
		食べる喜びが飲み込みによって影響を受けている	—	—		
		飲み込むときに食べ物がのどに引っかかる	2章1節 (2章1節)	30〜35頁 (28〜33頁)	咀嚼機能訓練 [7,8,9,10,11]	102〜109頁 (88〜93頁)
		食べる時に咳が出る	2章1節 (2章1節)	30〜35頁 (28〜33頁)	水分の半固形化	131〜134頁 (115〜118頁)
		飲み込むことはストレスが多い	2章1節 (2章1節)	30〜35頁 (28〜33頁)	内科対診	
	自記式質問票(聖隷式嚥下質問用紙)	肺炎と診断されたことがありますか？	口腔ケア			
		痩せてきましたか？	2章8節2〜4 (2章7節2〜4)	30〜35頁 (28〜33頁)	食事指導	124〜136頁 (108〜120頁)
		物が飲み込みにくいと感じることがありますか？	2章1節 (2章1節)	30〜35頁 (28〜33頁)	・舌圧トレーニング[5,13] ・PAP	・110頁(94頁) ・108〜122頁 (102〜105頁)
		食事中にむせることがありますか？	2章1節 (2章1節)	30〜35頁 (28〜33頁)	食形態の指導	134〜136頁 (118〜120頁)
		お茶を飲むときにむせることがありますか？	2章1節 (2章1節)	30〜35頁 (28〜33頁)	水分の半固形化	131〜134頁 (115〜118頁)
		食事中や食後，それ以外の時に，のどがゴロゴロ(痰がからんだ感じ)することがありますか？	2章1節 (2章1節)	30〜35頁 (28〜33頁)	食形態の指導	134〜136頁 (118〜120頁)
		のどに食べ物が残る感じがすることがありますか？	2章1節 (2章1節)	30〜35頁 (28〜33頁)	・食形態の指導 ・PAP	・134〜136頁 (118〜120頁) ・108〜122頁 (102〜105頁)
		食べるのが遅くなりましたか？	2章1節 (2章1節)	30〜35頁 (28〜33頁)	食形態の指導	134〜136頁 (118〜120頁)
		硬いものが食べにくくなりましたか？	2章1節 (2章1節)	30〜35頁 (28〜33頁)	・食形態の指導 ・PAP	・134〜136頁 (118〜120頁) ・108〜122頁 (102〜105頁)
		口から食べ物がこぼれることがありますか？	2章1節 (2章1節)	30〜35頁 (28〜33頁)	口唇のトレーニング[1,5]	107頁(91頁)
		口の中に食べ物が残ることがありますか？	2章3節2,3 (2章3節2,3)	47〜48頁 (45〜46頁)	・舌，口唇，頬のトレーニング[5] ・PAP	・106〜107頁 (90〜91頁) ・108〜122頁 (102〜105頁)
		食べ物や酸っぱい液が胃からのどに戻ってくることがありますか？	内科対診			
		胸に食べ物が残ったり，つまった感じがすることがありますか？	内科対診			
		夜，咳で寝られなかったり目覚めることがありますか？	内科対診			
		声がかすれてきましたか？(ガラガラ声，かすれ声など)	耳鼻科対診			

※1：章・節およびページ数は『チェアサイド　オーラルフレイルの診かた　第2版』のものですが，括弧内のものについては『チェアサイド　オーラルフレイルの診かた』(初版)のページ数です(「※」は対応ページなし)

※2：[　]内の数字は後述の機能訓練の番号です

2 機能訓練などの伝え方・考え方

　機能訓練を患者さんに伝える場合，どのような目的で，どのような部位を，どのように動かすのかを明確に伝えると良いでしょう．以下に各種機能訓練を行う際のコツを示しますので，患者さんには口頭で伝えてみてください

1 舌・口唇の運動のトレーニング（運動範囲を高める訓練・ストレッチ）

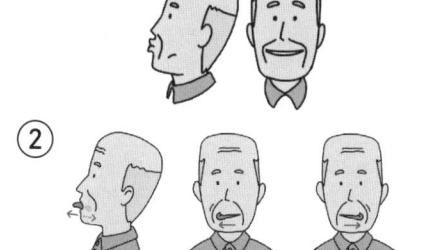

① 口唇をつき出す，横に引くを繰り返します．
② 舌を先方に大きく突出させた後，しっかり後退させます．同様に左右や上下に行います．

■ポイント
　舌を突き出す，後退，左右に動かすといった動作は一つひとつをゆっくり，力強くしっかりとやるように指示します．

■目安の回数
　口唇をつき出す，舌を突き出す，後退させる，左右に動かす，上下に動かすをそれぞれ1回ずつを10回を1セットとします．

2 無意味音音節連鎖訓練・早口言葉

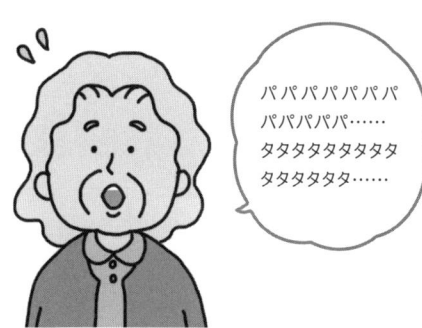

パパパパパパパ
パパパパパパ……
タタタタタタタタ
タタタタタタ……

① まずは，「パタカ」を10回繰り返して発声します．
② 訓練に慣れてきたら鍛えたい部位を狙ってオリジナルの音を作ります
③ 早口言葉を繰り返します．
（本機能訓練に関しては，『チェアサイド　オーラルフレイルの診かた　第2版』にオリジナルの音の作り方や文例が記載されています）

■ポイント
　口唇，舌の前方，舌の後方，どの部位を狙うのか，明確に示します．

■目安の回数
　同じ言葉を10回を1セットとしますが，慣れてきたら20回，30回と増やしてもいいでしょう．来院のたびに音のセットを変えると楽しく続けられます．

3 巧緻性，運動速度のトレーニング

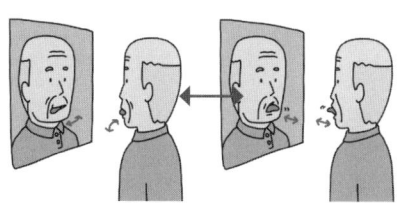

　鏡を見ながら，舌を左右の口角につける，突出と後退をできるだけ早く繰り返します．

■ポイント
　鏡を見ながら行うことで視覚的なフィードバックが働き，巧緻性，協調性が高まります．

■目安の回数
　左右の口角，突出・後退を合わせて1回とし，10回を1セットとします．

4 咀嚼運動トレーニング

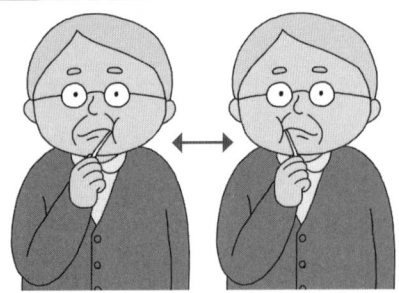

① 口のなかでさきいかなど，唾液で溶けず噛み切りにくい食品を左右に動かします．手を使わず，舌や頬の動きだけで左右に動かします．

■ポイント
あくまでも，口の動きだけで左右に動かすように指示します（手を添えるのは落とさないためです）．

■目安の回数
左右に動かして1回とし，10回を1セットとします．

5 舌・頬・口唇の力強さと持久力のトレーニング

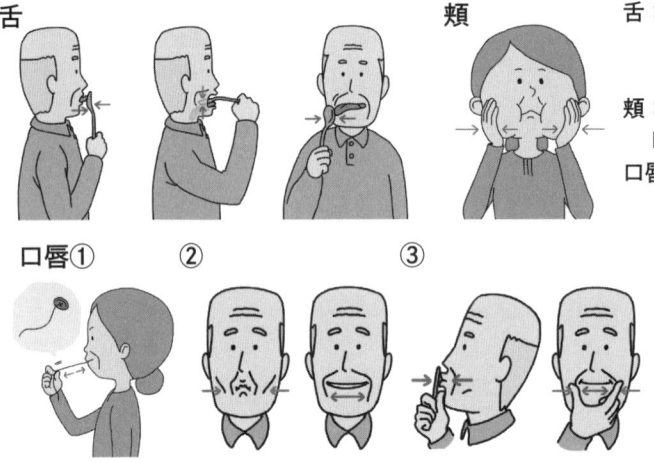

舌：スプーンなどを舌に当て，舌の動きと反対の動きをするように，スプーンを押し付けます．
頬：頬に空気をいれて膨らませると同時に，両手でそれを押さえつけます．
口唇：①ボタンに糸を通し，口の中に入れてから口を閉じ，糸を引っ張ります（この時，ボタンは前歯と唇の間に入れます）．
②口唇をつき出す，横に強く引くを繰り返します．
③口唇をつき出すのに対してスプーンで押し返します（左），口唇を横に引くのに対して指で押し返します（右）．

■ポイント
どれも，力強さや持久力を得るためのトレーニングです．ただし，負荷がかかりすぎると怪我をする可能性もありますので，どれくらいの力をかけるのか，診療室で確認してから伝えます．

■目安の回数
力強さを得る場合，負荷を強めに5回を1セットとして，持久力を得る場合は負荷を弱めにして10秒を1セットとします．

6 軟口蓋のトレーニング

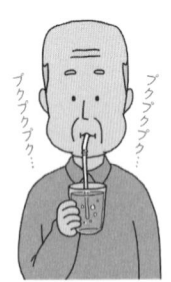 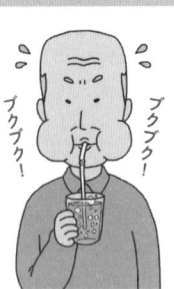 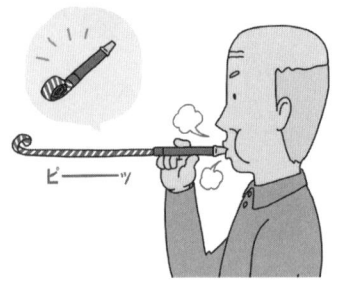

嚥下のための，軟口蓋の挙上と鼻咽腔閉鎖の訓練です．コップに吹き込むトレーニングでは弱く長くやることで持久力が，強く短く吹くことで力強さが得られます．

■ポイント
持久力をつけるのか，力強さをつけるのか，その点を明確にしてからトレーニングを行います．

■目安の回数
ブローイングの場合，弱く吹き込むのであれば10秒を1セットで，強く吹き込むのであれば5秒をワンセットとします．吹き流しの場合，10回を1セットとします．

7 開口トレーニング

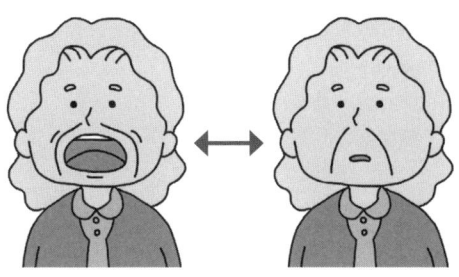

椅子に座るか横になり，体幹が安定した状態で口を最大限に開けます．すると顎の舌の筋（舌骨上筋群）が収縮します．その状態を10秒間保持します．

■ポイント
　口を大きく開くため，顎関節症の患者さんには控えます．
■目安の回数
　開口の10秒間保持（10秒休憩）を1回として，5回で1セットを1日2セット行います．

8 頭部挙上訓練

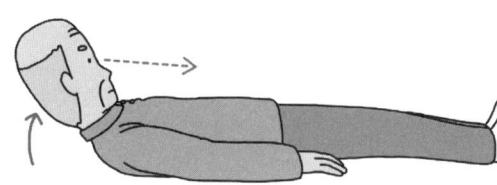

固いマットなどに仰向けになって寝て，あごを胸に近づけるようにして後頭部を持ち上げます．つま先を見るようにします．

■ポイント
　頸部・腰部に問題がある人は行いません．肩が上がらないように注意しましょう．
■目安の回数
　5～30秒程度の保持を10回で1セットとし，1回3セットを1日3回行います．

9 嚥下おでこトレーニング

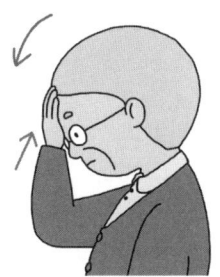

額に手を当てて，抵抗を加えます．そのままおへそをのぞき込むように強く下を向きます．

■ポイント
　頸椎症や高血圧の患者さんには推奨しません．
　即時効果があるため食前に行うのもよいでしょう．
■目安の回数
　ゆっくり5を数える間に1回行うか，1から5を数える間に5回繰り返します．

10 舌前方保持嚥下

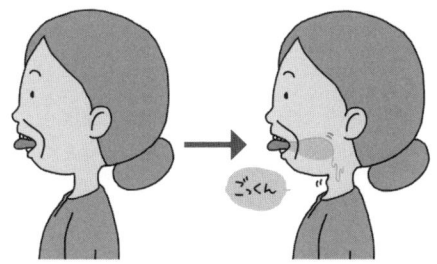

前方に突出させた舌を上下の前歯で軽く保持（軽く噛む）し，そのままの状態で空嚥下します．

■ポイント
　舌を前に突き出すほど，嚥下への負荷が強くなります．
■目安の回数
　6～8回×3セットを1日1回行います．

11 声帯強化訓練

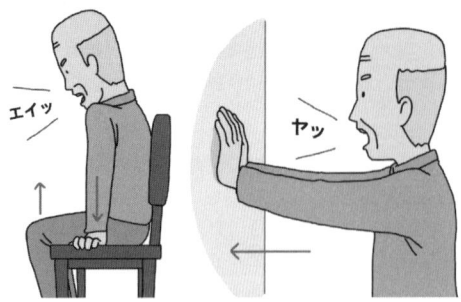

壁や机を押しながら力を込めて「エイッ」「ヤッ」など,声を出します.

■ポイント
力強く声を出します.

■目安の回数
5〜10回を1セットとし,1日2〜3セット行います.

12 唾液腺マッサージ

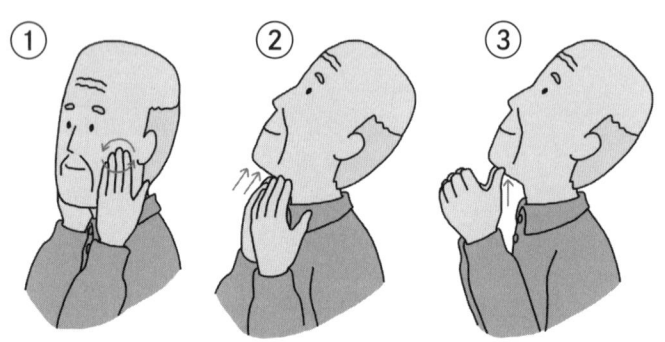

① 耳下腺を刺激する場合,人差し指から小指までの4本の指を頬に当て,上顎の奥歯あたりを後ろから前に向かって回します(左)
② 顎下腺への刺激は,指を顎の内側に当て上に向かってゆっくり押します(中央)
③ 舌下腺への刺激は親指を顎の下に当て,舌を巻きあげるようにゆっくりと押し上げます(右)

■ポイント
強く押した分だけ唾液が出るわけではありません.痛みを感じないように押します.

■目安の回数
それぞれ,5〜10回を1セットとします.

13 ペコぱんだトレーニング

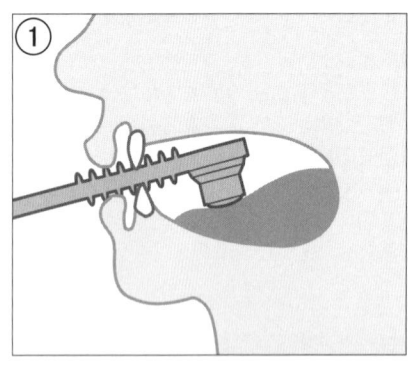 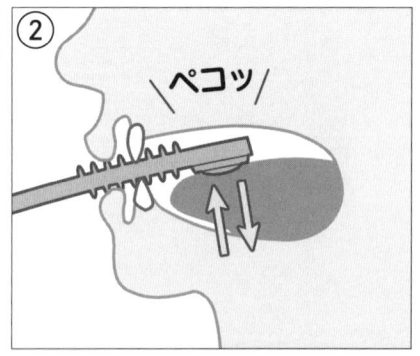

① 器具のトレーニング部を舌の上に乗せ,位置を決めてから歯でくわえます.
② 舌でトレーニング部を口蓋に押し上げます(突起部がつぶれると小さく"ペコッ"と音がするようになっており,訓練の確認が可能).

■ポイント
筋力の向上では患者さんが何とかつぶせる硬さを選び,持久力の向上では簡単につぶせるものを選びます.ペコぱんだは目的とした負荷に合わせて5種類発売されています.患者さんの舌圧を参考に選択します.

■目安の回数
筋力の向上では5回×3セットを1日3回,持久力の向上では10回×3セットを1日3回行います.

3 患者に渡せる機能訓練のやり方，機能訓練スケジュール表

　10〜16ページまでの表はコピーをして患者さんにお渡しできます．以下に表の使い方をお示しします．患者さんの機能や生活に合わせて，メニューを組み立ててみてください．

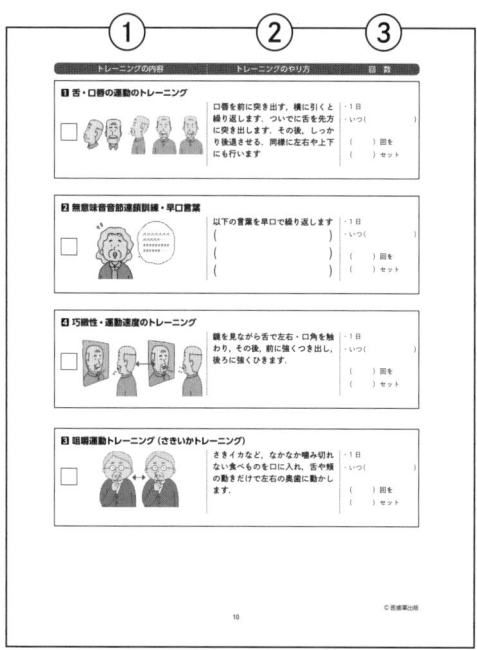

① 「**トレーニングの内容**」：機能訓練の名称と，具体例をイラストで示しています．患者さんに行ってもらう機能訓練には左端の□にチェックを入れてお渡しします．

② 「**トレーニングのやり方**」：トレーニングのやり方を簡単に文章で説明しています．5〜8ページの「機能訓練などの伝え方・考え方」を参考に患者さんへの補足をすると良いでしょう．

③ 「**回数**」：トレーニングを行うタイミングや回数，セット数などを記載します．5〜8ページの「機能訓練などの伝え方・考え方」を参考に最初は軽い負荷からはじめてください．

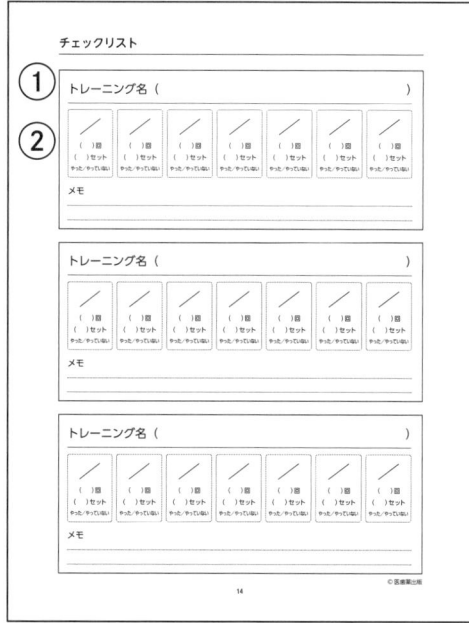

① **トレーニング名**：行ってもらうトレーニングを記載します．

② 日付と行うセットを記載します．歯科医院であらかじめ記載して患者さんにお渡ししてもよいですし，患者さんにその日行ったセット数を記載してもらって，後から確認するのもよいでしょう．

10〜15ページの表に関してはコピーして使用することが可能です．
コピーしたものを有償で再配布するなどの行為はお控えください．

| トレーニングの内容 | トレーニングのやり方 | 回数 |

1 舌・口唇の運動のトレーニング

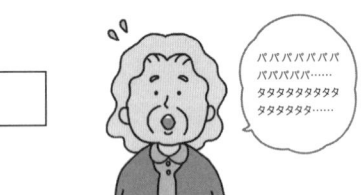

口唇を前に突き出す，横に引くと繰り返します．ついでに舌を先方に突き出します．その後，しっかり後退させる．同様に左右や上下にも行います

・1日
・いつ（　　　　　　）
（　　　）回を
（　　　）セット

2 無意味音音節連鎖訓練・早口言葉

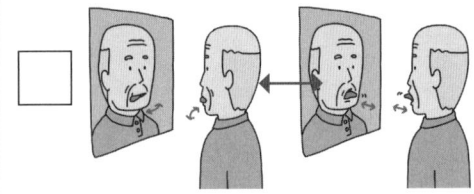

以下の言葉を早口で繰り返します
（　　　　　　　　　　　　　）
（　　　　　　　　　　　　　）
（　　　　　　　　　　　　　）

・1日
・いつ（　　　　　　）
（　　　）回を
（　　　）セット

3 巧緻性・運動速度のトレーニング

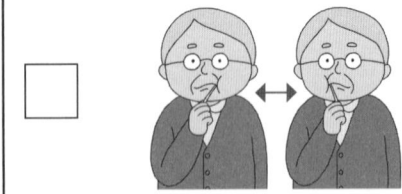

鏡を見ながら舌で左右・口角を触わり，その後，前に強くつき出し，後ろに強くひきます．

・1日
・いつ（　　　　　　）
（　　　）回を
（　　　）セット

4 咀嚼運動トレーニング（さきいかトレーニング）

さきイカなど，なかなか噛み切れない食べものを口に入れ，舌や頬の動きだけで左右の奥歯に動かします．

・1日
・いつ（　　　　　　）
（　　　）回を
（　　　）セット

© 医歯薬出版

| トレーニングの内容 | トレーニングのやり方 | 回 数 |

5 舌・頬・口唇の力強さと持久力トレーニング

 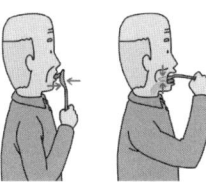 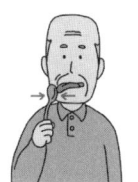

舌を先方に突き出します．その後，しっかり後退させる．同様に左右や上下にも行います

・1日
・いつ(　　　　　　　　)
(　　)回を
(　　)セット

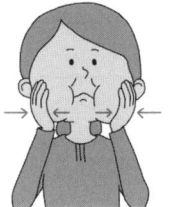

頬を膨らませ，その頬を手で抑えて膨らむのと反対の力をかけます．

・1日
・いつ(　　　　　　　　)
(　　)回を
(　　)セット

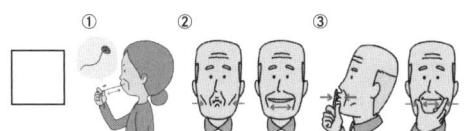

①ボタンに糸を通し唇と前歯の間に入れ，口を閉じます．糸を引っ張り，ボタンが抜けないように唇に力を入れます
②唇を前につき出したり，横に引いたりします．
③唇をつき出してスプーンで押し返します．唇を横に引き，指で押し返します．

・1日
・いつ(　　　　　　　　)
(　　)回を
(　　)セット

6 軟口蓋のトレーニング

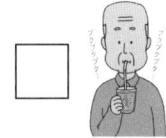 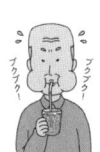 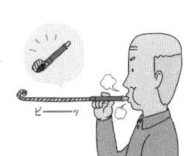

水の入ったコップにストローを刺し，空気を吹き込みます．この訓練は吹き流しでも可能です．

・1日
・いつ(　　　　　　　　)
(　　)回を
(　　)セット

7 開口トレーニング

 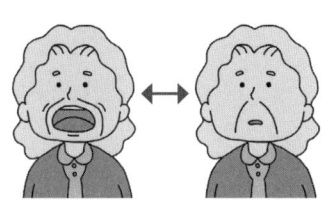

口を大きく開け，そのまま10秒間維持します．10秒休憩し，再び口を大きく開けます．

・1日
・いつ(　　　　　　　　)
(　　)回を
(　　)セット

©医歯薬出版

| トレーニングの内容 | トレーニングのやり方 | 回　数 |

8 頭部挙上訓練

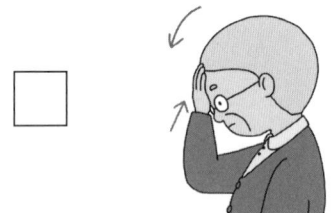

仰向けになり，顎を胸に近づけるように後頭部を持ち上げます．

・1日
・いつ(　　　　　　)

(　　) 回を
(　　) セット

9 嚥下おでこトレーニング

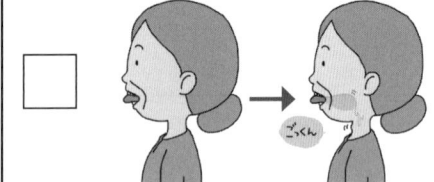

手のひらをおでこに当て，おへそをのぞき込むように頭を下げて，手のひらで押し返します．

・1日
・いつ(　　　　　　)

(　　) 回を
(　　) セット

10 舌前方保持嚥下

舌を前に突き出し，その舌を上下の歯で軽く噛み，そのままツバを飲み込みます．

・1日
・いつ(　　　　　　)

(　　) 回を
(　　) セット

| トレーニングの内容 | トレーニングのやり方 | 回数 |

⓫ 声帯強化訓練

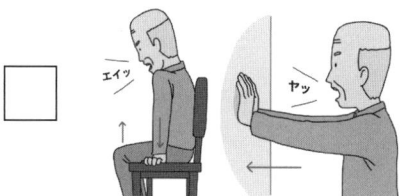

壁や床を押しながら,「エイッ」や「ヤッ」といった声を出します.

・1日
・いつ(　　　　　　　　)

(　　) 回を
(　　) セット

⓬ 唾液腺マッサージ

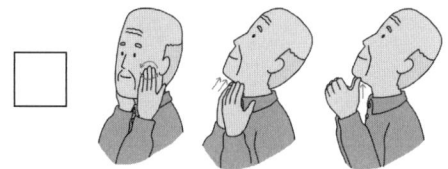

・耳の下辺りを指で抑え,前回しに指を動かします.
・顎の下,柔らかいところを指で押します.

・1日
・いつ(　　　　　　　　)

(　　) 回を
(　　) セット

⓭ ペコぱんだトレーニング

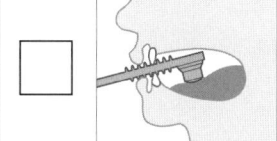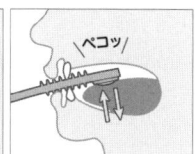

ペコパンダがしっかり音を立てるように噛みます.

・1日
・いつ(　　　　　　　　)

(　　) 回を
(　　) セット

© 医歯薬出版

チェックリスト

トレーニング名（　　　　　　　　　　　　　　　　　　　　　　　　　　）

/	/	/	/	/	/	/
（　）回	（　）回	（　）回	（　）回	（　）回	（　）回	（　）回
（　）セット	（　）セット	（　）セット	（　）セット	（　）セット	（　）セット	（　）セット
やった／やっていない	やった／やっていない	やった／やっていない	やった／やっていない	やった／やっていない	やった／やっていない	やった／やっていない

メモ

....

....

トレーニング名（　　　　　　　　　　　　　　　　　　　　　　　　　　）

/	/	/	/	/	/	/
（　）回	（　）回	（　）回	（　）回	（　）回	（　）回	（　）回
（　）セット	（　）セット	（　）セット	（　）セット	（　）セット	（　）セット	（　）セット
やった／やっていない	やった／やっていない	やった／やっていない	やった／やっていない	やった／やっていない	やった／やっていない	やった／やっていない

メモ

....

....

トレーニング名（　　　　　　　　　　　　　　　　　　　　　　　　　　）

/	/	/	/	/	/	/
（　）回	（　）回	（　）回	（　）回	（　）回	（　）回	（　）回
（　）セット	（　）セット	（　）セット	（　）セット	（　）セット	（　）セット	（　）セット
やった／やっていない	やった／やっていない	やった／やっていない	やった／やっていない	やった／やっていない	やった／やっていない	やった／やっていない

メモ

....

....

チェックリスト

トレーニング名（　　　　　　　　　　　　　　　　　　　　　　　　）

| （　）回 （　）セット やった／やっていない | （　）回 （　）セット やった／やっていない | （　）回 （　）セット やった／やっていない | （　）回 （　）セット やった／やっていない | （　）回 （　）セット やった／やっていない | （　）回 （　）セット やった／やっていない | （　）回 （　）セット やった／やっていない |

メモ
....
....

トレーニング名（　　　　　　　　　　　　　　　　　　　　　　　　）

| （　）回 （　）セット やった／やっていない | （　）回 （　）セット やった／やっていない | （　）回 （　）セット やった／やっていない | （　）回 （　）セット やった／やっていない | （　）回 （　）セット やった／やっていない | （　）回 （　）セット やった／やっていない | （　）回 （　）セット やった／やっていない |

メモ
....
....

トレーニング名（　　　　　　　　　　　　　　　　　　　　　　　　）

| （　）回 （　）セット やった／やっていない | （　）回 （　）セット やった／やっていない | （　）回 （　）セット やった／やっていない | （　）回 （　）セット やった／やっていない | （　）回 （　）セット やった／やっていない | （　）回 （　）セット やった／やっていない | （　）回 （　）セット やった／やっていない |

メモ
....
....

© 医歯薬出版

【著者略歴】

菊谷　武（きくたに　たけし）

日本歯科大学　教授
同大学口腔リハビリテーション多摩クリニック　院長
同大学院生命歯学研究科　臨床口腔機能学

1989年	日本歯科大学歯学部附属病院高齢者歯科診療科入局
2001年10月	同大学附属病院　口腔介護・リハビリテーションセンター　センター長
2005年4月	同大学助教授
2007年4月	同大学准教授
2010年4月	同大学教授
2010年6月	同大学院生命歯学研究科臨床口腔機能学教授
2012年1月	東京医科大学兼任教授
2012年10月	日本歯科大学口腔リハビリテーション多摩クリニック　院長

・おもな研究

平成26～28年度厚生労働科学研究費補助金（長寿科学総合研究事業）「地域包括ケアにおける摂食嚥下および栄養支援のための評価ツールの開発とその有用性に関する検討」主任研究者

・おもな著書

『絵で見てわかる－認知症「食事の困った！」に答えます』女子栄養大学出版
『絵で見てわかる－入れ歯のお悩み解決』女子栄養大学出版
『「食べる」介護がまるごとわかる本』メディカ出版
『高齢者の口腔機能評価NAVI』医歯薬出版
『基礎から学ぶ口腔ケア』学研
『図解　介護のための口腔ケア』講談社

お口，弱っていませんか？
噛みにくい・食べにくいは歯科医院で相談できます
患者さんのためのオーラルフレイルと口腔機能低下症の本
付録小冊子　　　　　　　　　　ISBN978-4-263-44531-0

2018年6月25日　第1版第1刷発行
2025年2月10日　第1版第4刷発行

著　者　菊谷　　武
発行者　白石　泰夫
発行所　医歯薬出版株式会社

〒113-8612　東京都文京区本駒込1-7-10
TEL.(03) 5395-7638（編集）・7630（販売）
FAX.(03) 5395-7639（編集）・7633（販売）
https://www.ishiyaku.co.jp/
郵便振替番号 00190-5-13816

乱丁，落丁の際はお取り替えいたします．　　　印刷・真興社／製本・榎本製本

© Ishiyaku Publishers, Inc., 2018.　Printed in Japan

本書の複製権・翻訳権・翻案権・上映権・譲渡権・貸与権・公衆送信権（送信可能化権を含む）・口述権は，医歯薬出版（株）が保有します．

本書を無断で複製する行為（コピー，スキャン，デジタルデータ化など）は，「私的使用のための複製」などの著作権法上の限られた例外を除き禁じられています．また私的使用に該当する場合であっても，請負業者等の第三者に依頼し上記の行為を行うことは違法となります．

JCOPY ＜出版者著作権管理機構　委託出版物＞

本書をコピーやスキャン等により複製される場合は，そのつど事前に出版者著作権管理機構（電話03-5244-5088，FAX 03-5244-5089，e-mail:info@jcopy.or.jp）の許諾を得てください．

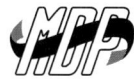

【著者略歴】

菊谷 武（きくたに たけし）

日本歯科大学　教授
同大学口腔リハビリテーション多摩クリニック　院長
同大学院生命歯学研究科　臨床口腔機能学

1989年	日本歯科大学歯学部附属病院高齢者歯科診療科入局
2001年10月	同大学附属病院　口腔介護・リハビリテーションセンター　センター長
2005年4月	同大学助教授
2007年4月	同大学准教授
2010年4月	同大学教授
2010年6月	同大学院生命歯学研究科臨床口腔機能学教授
2012年1月	東京医科大学兼任教授
2012年10月	日本歯科大学口腔リハビリテーション多摩クリニック　院長

・おもな研究

平成26〜28年度厚生労働科学研究費補助金（長寿科学総合研究事業）「地域包括ケアにおける摂食嚥下および栄養支援のための評価ツールの開発とその有用性に関する検討」主任研究者

・おもな著書

『絵で見てわかる－認知症「食事の困った！」に答えます』女子栄養大学出版
『絵で見てわかる－入れ歯のお悩み解決』女子栄養大学出版
『「食べる」介護がまるごとわかる本』メディカ出版
『高齢者の口腔機能評価NAVI』医歯薬出版
『基礎から学ぶ口腔ケア』学研
『図解　介護のための口腔ケア』講談社

お口，弱っていませんか？
噛みにくい・食べにくいは歯科医院で相談できます
患者さんのためのオーラルフレイルと口腔機能低下症の本

ISBN978-4-263-44531-0

2018年6月25日　第1版第1刷発行
2025年2月10日　第1版第4刷発行

著　者　菊谷　武
発行者　白石　泰夫
発行所　医歯薬出版株式会社
〒113-8612　東京都文京区本駒込1-7-10
TEL．(03) 5395-7638（編集）・7630（販売）
FAX．(03) 5395-7639（編集）・7633（販売）
https://www.ishiyaku.co.jp/
郵便振替番号　00190-5-13816

乱丁，落丁の際はお取り替えいたします．　　　印刷・真興社／製本・榎本製本

Ⓒ Ishiyaku Publishers, Inc., 2018. Printed in Japan

本書の複製権・翻訳権・翻案権・上映権・譲渡権・貸与権・公衆送信権（送信可能化権を含む）・口述権は，医歯薬出版(株)が保有します．

本書を無断で複製する行為（コピー，スキャン，デジタルデータ化など）は，「私的使用のための複製」などの著作権法上の限られた例外を除き禁じられています．また私的使用に該当する場合であっても，請負業者等の第三者に依頼し上記の行為を行うことは違法となります．

JCOPY ＜出版者著作権管理機構　委託出版物＞

本書をコピーやスキャン等により複製される場合は，そのつど事前に出版者著作権管理機構(電話03-5244-5088, FAX 03-5244-5089, e-mail：info@jcopy.or.jp)の許諾を得てください．